Physical Assessment
Complete Guide Series

フィジカルアセスメント
徹底ガイド
整形外科

中山書店

[執筆者一覧]

◎編集

| 島田　洋一 | 秋田大学大学院医学系研究科医学専攻機能展開医学系整形外科学講座教授 |
| 高橋　仁美 | 市立秋田総合病院リハビリテーション科技師長 |

◎執筆（執筆順）

高橋　仁美	市立秋田総合病院リハビリテーション科
松永　俊樹	秋田大学医学部附属病院リハビリテーション科
永澤　博幸	秋田大学医学部附属病院整形外科
畠山　雄二	中通総合病院整形外科
千馬　誠悦	中通総合病院整形外科
成田裕一郎	中通総合病院整形外科
山田　晋	秋田大学医学部附属病院整形外科
齊藤　英知	秋田大学医学部附属病院リハビリテーション科
千田　秀一	秋田大学医学部附属病院整形外科
石川　慶紀	秋田大学医学部附属病院整形外科

編集の序

　2014年6月における我が国の65歳以上高齢者は，3,212万人で総人口の25.4%である．つまり，4人に1人は高齢者であり，この傾向は今後も継続し，社会構造そのものの変革を余儀なくされる．平均寿命の伸びは，そのまま健康な老後を約束するものではなく，健康寿命はそれより短く，男性で約9年，女性で約12年は何らかの介助を要する．

　しかし，現在の高齢者は，20年前と比べて栄養の向上，予防医学の導入により若く，活動的であり，昔と比べて約10歳若いと感じる．そのため，変形性関節症，変形性脊椎症などの変性疾患に留まらず，高い活動性からスポーツ愛好者も多く，特徴的な疾患も増えている．ここで，重要なことは，つかまり立ちもできない65歳以上の高齢者は，60%が5年以内に死亡するということである．これまで，高血圧，糖尿病，高脂血症など，いわゆるメタボリックシンドローム対策に注目が集まってきたが，運動器疾患によるロコモティブシンドロームの重要性が指摘され，生活の質のみならず，生命予後にも直結する重要事項であることが認識されている．

　このようななかで，このたび『フィジカルアセスメント徹底ガイド　整形外科』を発刊するのは，正に時期を得たことと思う．整形外科は，頭部を除く全身を，年齢も乳幼児から超高齢者までを対象とし，対象が広い．そのなかには，脊椎脊髄疾患，関節疾患，骨折などの外傷，手外科，骨軟部腫瘍，骨粗鬆症などの多くの疾患があり，保存療法から手術，リハビリテーションまで一貫して治療を行うという特徴がある．そのため，整形外科医，看護師，理学療法士，作業療法士によるチーム医療が特に重要である．膨大な知識を全て会得するのは至難の業であり，効率がよく，実践的な内容の書籍が求められている．本書は，看護師，理学療法士，作業療法士にとって，特に重要な運動器の構造と機能，計測と評価，検査と代表疾患のフィジカルアセスメントについて解説し，日常の整形外科チーム医療にすぐに役立つように工夫した．執筆者は，各々が豊富な臨床経験をもち，看護師，理学療法士，作業療法士の教育に携わっている方々である．日進月歩の整形外科学ではあるが，根本を押さえることが重要で，それにより新たな技術が登場しても対応できるようになる．

　本書が，整形外科疾患に携わる看護師，理学療法士，作業療法士にとって実践的なプログラムを理解するのに役立ち，さらなる発展に寄与できれば幸いである．

　なお，本書の出版にあたっては，中山書店の島田陽子氏の多大なご尽力をいただき，深甚なる謝意を表する．

2014年9月

島田洋一，高橋仁美

もくじ

執筆者一覧　ii

編集の序　iii

1章　筋骨格系，神経系の構造と機能

1-1　骨　／　高橋仁美　2

1-2　関節　／　高橋仁美　7

1-3　筋，脊髄，神経　／　高橋仁美

　・筋肉　16

　・脊髄，神経　22

2章　フィジカルアセスメント（必要な計測・評価）

2-1　身体計測（四肢長，周径）　／　松永俊樹　30

2-2　関節可動域テスト（ROMT）　／　松永俊樹　32

2-3　徒手筋力テスト（MMT）　／　松永俊樹　33

2-4　ロコモ度テスト　／　松永俊樹　34

2-5　日常生活動作テスト（ADLテスト）　／　松永俊樹　36

3章　フィジカルアセスメントに必要な検査の基礎知識

3-1　画像検査　／　永澤博幸　40

3-2　検体検査　／　永澤博幸　46

3-3　生体検査　／　永澤博幸　51

4章　代表疾患のフィジカルアセスメント

4-1　肩，上腕　／　畠山雄二

- 肩関節の骨折（上腕骨近位端骨折）　56
- 肩関節の脱臼（反復性肩関節脱臼）　59
- 鎖骨骨折　60
- 肩甲骨骨折　62
- 人工骨頭置換術　64
- 人工肩関節全置換術　66
- 上腕骨骨幹骨折　67

4-2　肘，前腕　／　千馬誠悦

- 肘関節周辺の骨折・脱臼　68
- 肘部管症候群　73
- 前腕の骨折　75

4-3　手，指　／　成田裕一郎

- 手関節・手根骨の骨折（橈骨遠位端骨折，舟状骨骨折）　78
- 手指腱断裂（伸筋腱断裂，屈筋腱断裂）　80
- 末梢神経損傷　82

4-4　股，大腿　／　山田　晋

- 大腿骨近位部骨折　84
- 大腿骨骨幹部骨折　87
- 人工骨頭置換術・人工股関節置換術　89

4-5　膝，下腿　／　齊藤英知

- 人工膝関節置換術　92
- 膝関節の骨折　95
- 半月板損傷　98

	・靱帯損傷	102
	・下腿骨骨折	105
4-6	足，足趾　／　千田秀一	
	・足・足関節の骨折	107
	・アキレス腱断裂	110
	・外反母趾	112
4-7	体幹	
	・頸椎椎間板ヘルニア　／　石川慶紀	114
	・頸椎症性脊髄症　／　石川慶紀	116
	・腰椎椎間板ヘルニア　／　石川慶紀	119
	・脊椎骨折・脱臼　／　石川慶紀	121
	・脊髄損傷　／　石川慶紀	125
	・骨盤骨折　／　齊藤英知	127

資料

・関節可動域表示および測定法	132
索引	138

1 筋骨格系,神経系の構造と機能

1-1 骨

- 人体には，206個（頭蓋骨29個，椎骨26個，胸骨25個，上肢骨64個，下肢骨62個）の骨があり，骨に軟骨（骨と骨の間のクッションの役割をする）と靱帯（骨と骨をつなぎ骨格系を支持する）が加わることで，骨格系が形成される．
- 骨は，常に破壊と再生を繰り返し（骨の再構築），年間で5〜10％が入れ替わっている．骨の再構築（リモデリング）を行っているのが，破骨細胞と骨芽細胞である．

全身の骨格

● 正面

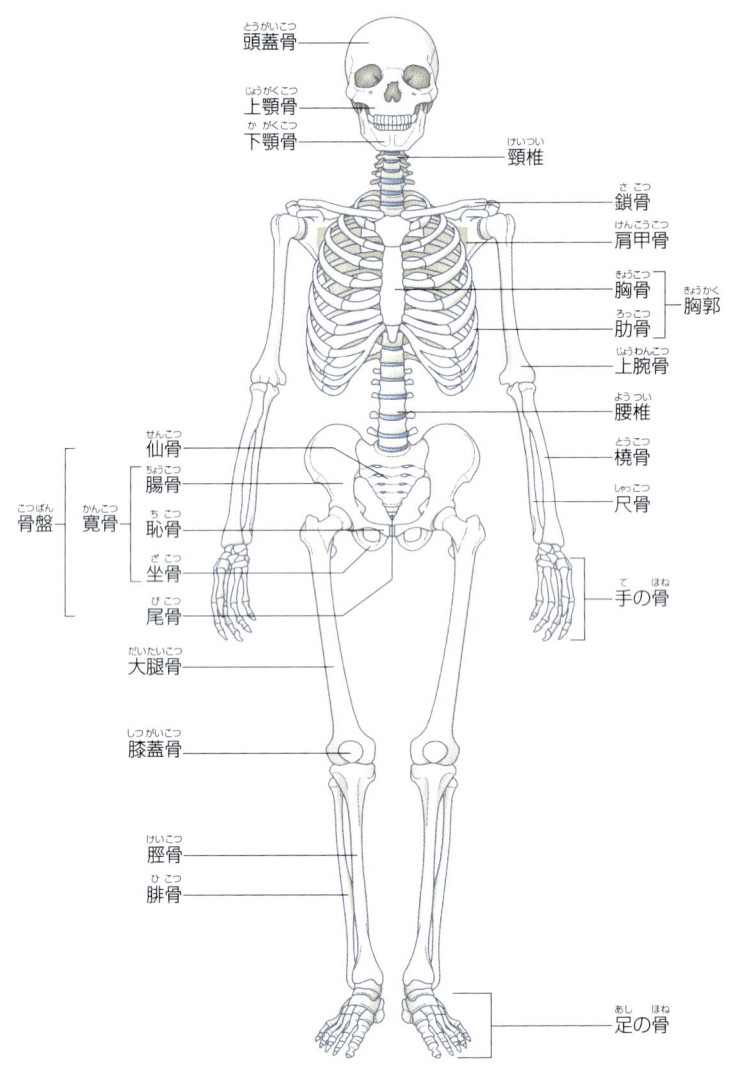

1章 筋骨格系，神経系の構造と機能——骨

● 側面

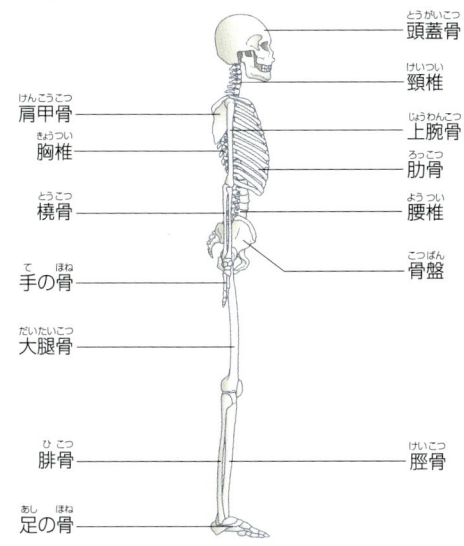

● 後面

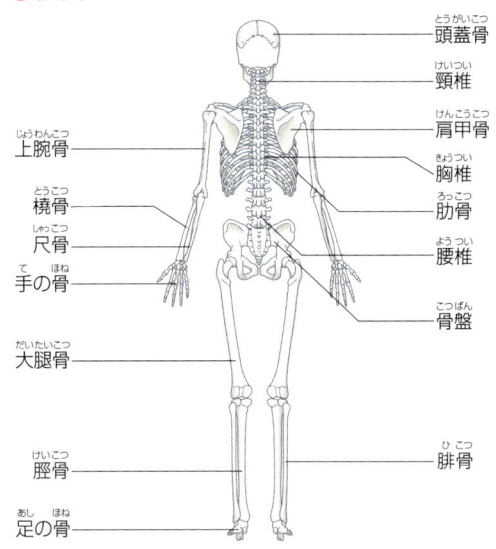

● 右前面45°

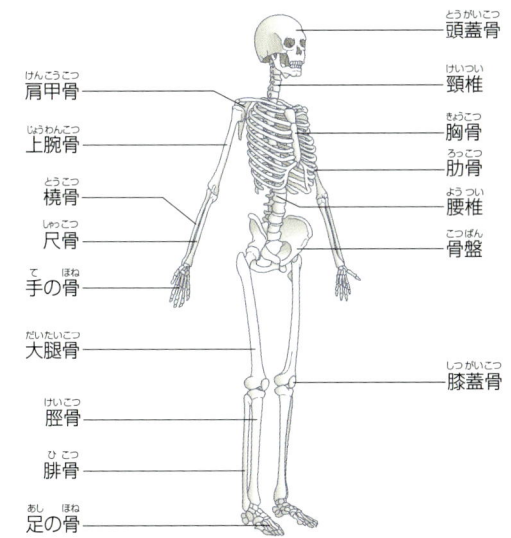

● 左後面45°

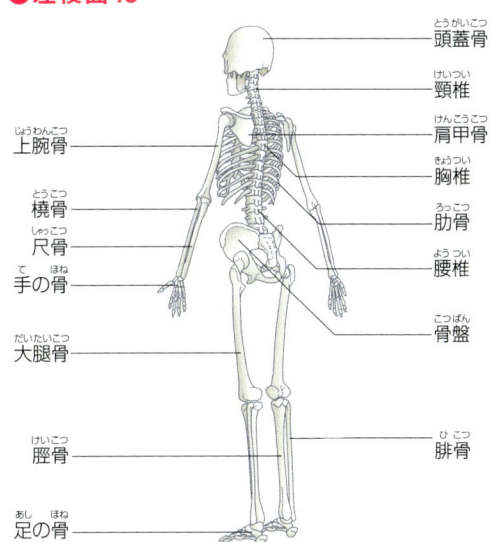

MEMO
骨格系の機能

① 支持作用：身体の支柱となって体重を支える．
② 運動作用：骨格筋の収縮により関節を支点として運動を行う．
③ 保護作用：脳や内臓を外力から保護する．
④ カルシウムイオン（Ca^{2+}）貯蔵作用：体内カルシウムの99％が貯蔵される．
⑤ 造血作用：骨髄において，血液細胞が絶えず新生される．

1-1

骨の形状による分類

- 骨の形状は長骨，短骨，扁平骨，不規則骨，種子骨などに分けられる．
- 長骨は長い円柱状の骨，短骨は球形ないし多面体の骨，扁平骨は薄い板状の骨，不規則骨は凸凹の著しい骨，種子骨は腱の内部にみられる小骨である．また，含気骨という骨もあり，これは副鼻腔を形成する上顎骨などの骨で内部に空洞をもつ．
- なお，基節骨や末節骨の指骨は短いからといって短骨とはならない．このように骨は大きさではなく，形状で分類されることに注意する．

●長骨

長管骨，管状骨ともいわれ，上腕骨や大腿骨，指骨，中手骨などの長い骨を指す．

右上腕骨（前面）　　　右大腿骨（前面）　　　右手（掌側面）

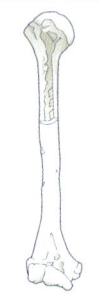
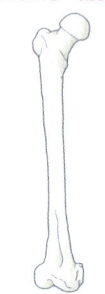
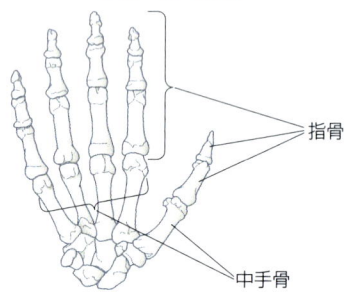

●短骨

手根骨や足根骨などの小型のサイコロのような骨である．

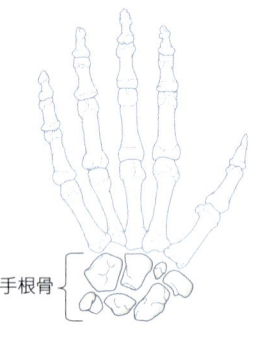
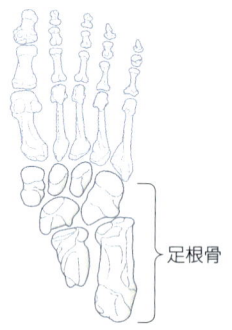

●扁平骨

肩甲骨（不規則骨に分類されていることもある）や寛骨，胸骨，頭蓋骨などのような薄い板状の骨である．

右肩甲骨（後面）　　　右寛骨（外側面）　　　胸骨（前面）

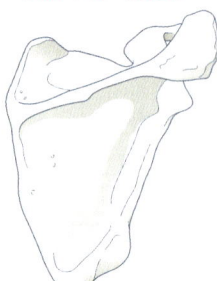
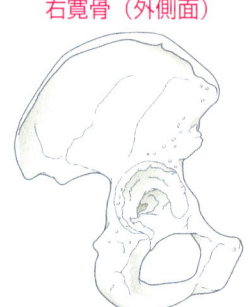
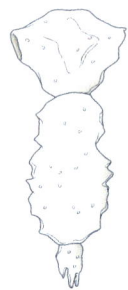

● 不規則骨
椎骨など凸凹が目立つ不規則な形状の骨である.

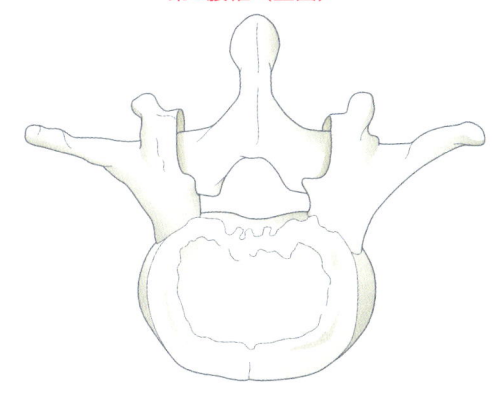

第3腰椎（上面）

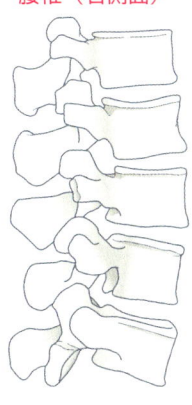

腰椎（右側面）

● 種子骨
腱のなかに発生した骨で，膝蓋骨は人体中最大の種子骨である.

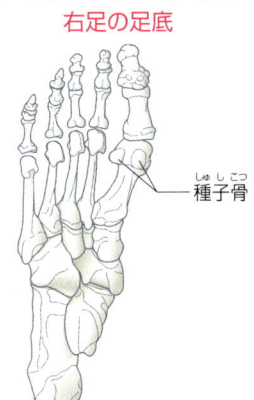

右足の足底／種子骨

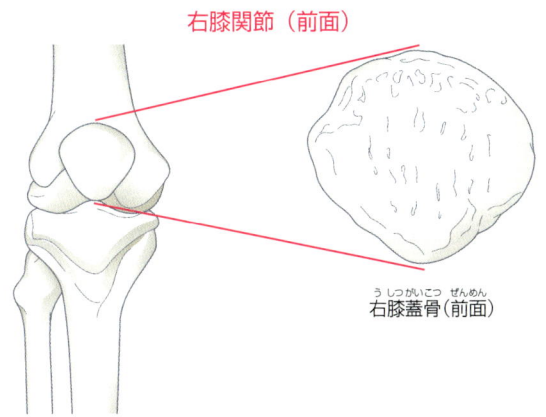

右膝関節（前面）／右膝蓋骨（前面）

MEMO
長骨の構造

長骨は骨端軟骨板を境に，骨端と骨幹に区別できる．一方，短骨にはこの区別がない．

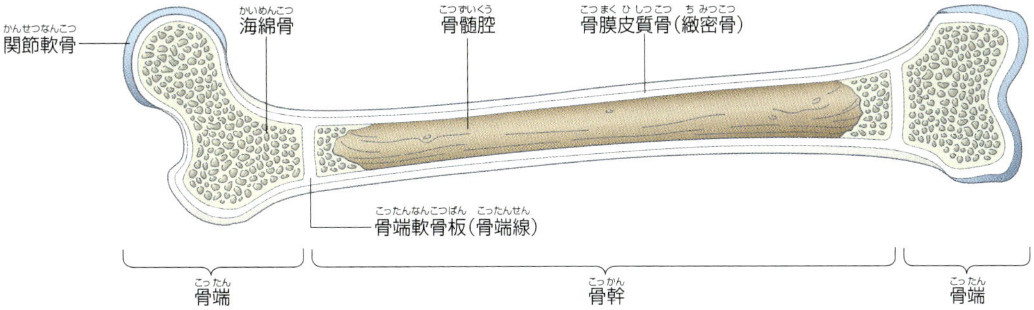

関節軟骨／海綿骨／骨髄腔／骨膜皮質骨（緻密骨）／骨端軟骨板（骨端線）／骨端／骨幹／骨端

1-1

詳しく視たい骨

●脊柱
- 脊柱は，椎骨24個に仙骨と尾骨を合わせた計26個の骨からできている．24個の椎骨は，頸椎7個，胸椎12個，腰椎5個からなる．
- 側面から見ると，頸椎と腰椎は前彎，胸椎と仙骨は後彎である．これを生理的彎曲という．

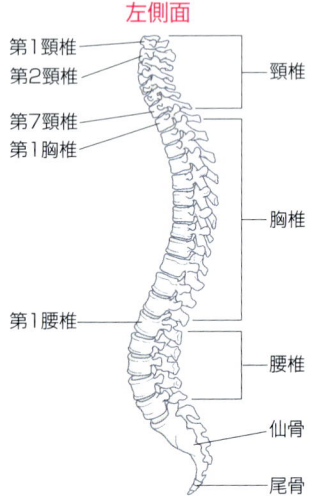

左側面

●骨盤
- 骨盤は，左右1対の寛骨，仙骨，尾骨で構成される．
- 寛骨は発生時，腸骨，坐骨，恥骨の3つの骨からなっていて，思春期になると骨癒合して寛骨という1個の骨になる．

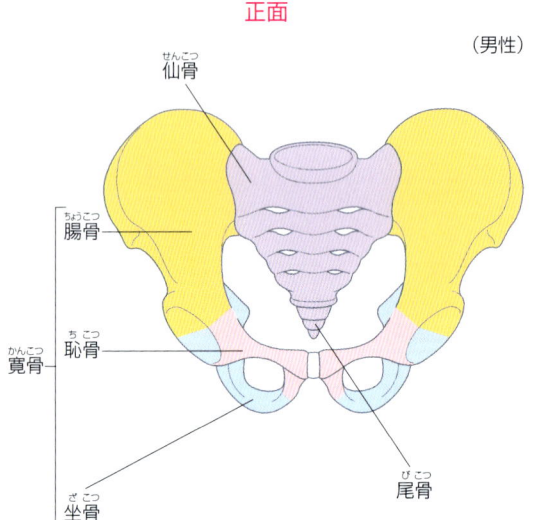

正面 （男性）

●手の骨
- 手の骨は，手根骨8個，中手骨5個，指骨14個，計27個の骨で構成される．
- 手根骨は近位列の母指側から舟状骨，月状骨，三角骨，豆状骨，遠位列母指側から大菱形骨，小菱形骨，有頭骨，有鉤骨がある．

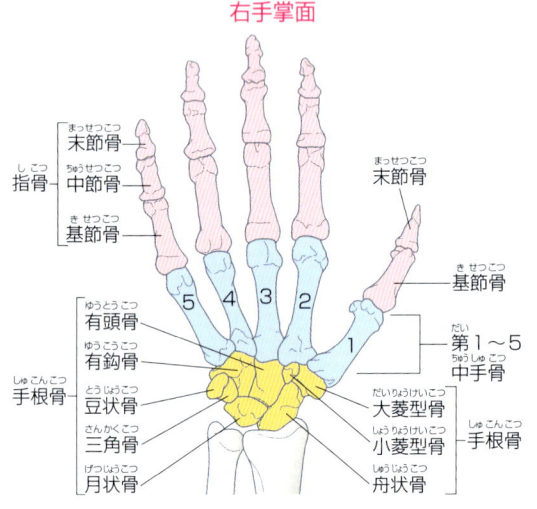

右手掌面

●足の骨
- 足の骨は，足根骨7個，中足骨5個，指骨14個，計26個の骨で構成される．
- 足根骨には距骨，踵骨，舟状骨，内側楔状骨，中間楔状骨，外側楔状骨，立方骨がある．

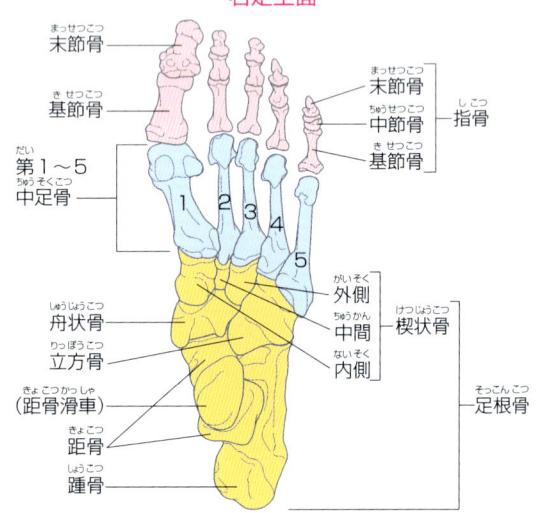

右足上面

1-2 関節

骨の連結様式には，結合部に関節腔をもたない不動性の結合の関節と，関節腔をもつ可動性の結合の関節（滑膜性の連結）がある．

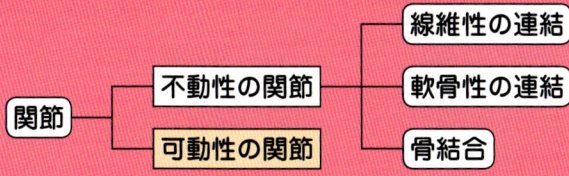

可動性の関節

●基本構造
- 基本的に一方が凸（関節頭），もう一方が凹（関節窩）となる骨で構成される．
- 関節腔：骨と骨の間の隙間にある部分で，滑液によって満たされている．
- 関節包：関節腔を囲む袋で，内層の滑膜と外層の線維膜からなっている．
- 関節軟骨：骨の関節面を覆っている部分で，骨と骨が直接ぶつからないよう衝撃を吸収し，関節をなめらかに動かす役割がある．

●靱帯と関節半月
- 靱帯：関節を補強するとともに，過剰な動きを防ぐため，運動の方向や範囲を制限するはたらきがある．関節包と一体になっているため，区別がつきにくい．関節包内にある関節内靱帯や関節包の外部にある補強靱帯などがある．
- 関節半月：膝関節にみられ，内側半月と外側半月があり，外側半月は関節包に付着している．関節のクッションとなり関節軟骨にかかる荷重を分散させ，膝の円滑な運動を助けている．

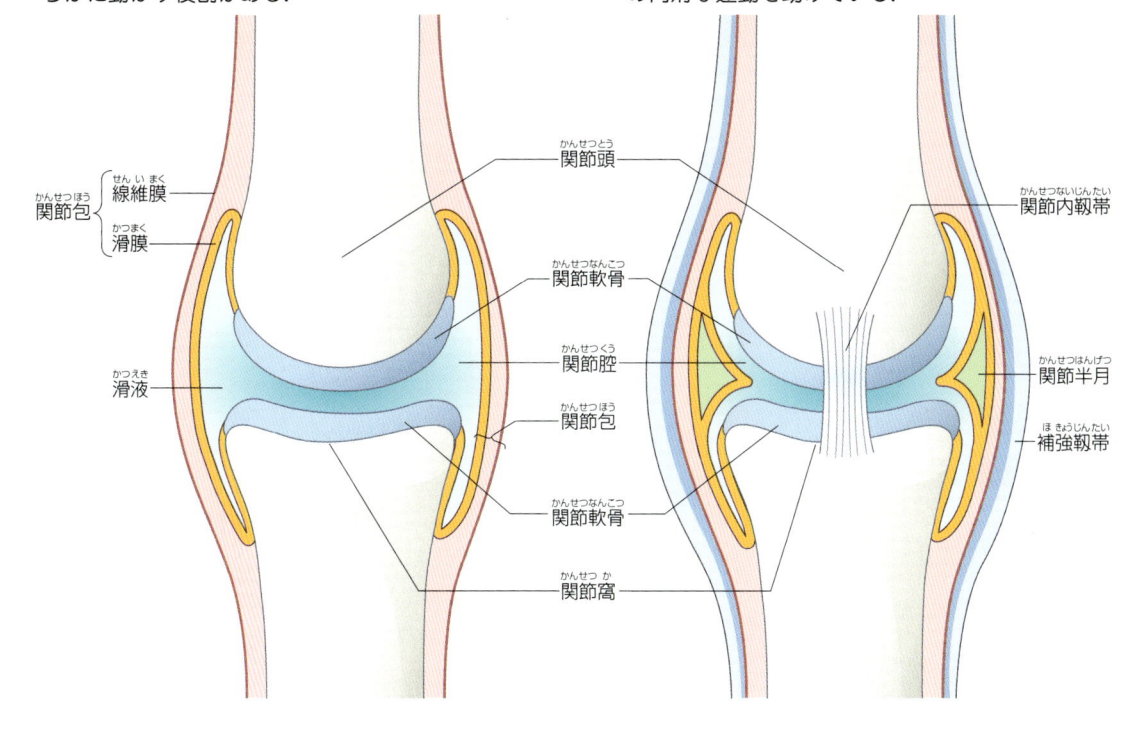

1-2

四肢の関節

●肩関節

- ●肩甲上腕関節：一般的にいわれる肩関節を指し，狭義の肩関節を意味する．肩甲骨の関節窩と上腕骨の骨頭でつくられている．関節窩は浅く狭い皿のような形をし，辺縁には軟骨性の関節唇があり，関節面をわずかに広げている．関節包は下関節上腕靭帯を備え，関節包の前下方から後下方を補強している．
- ●その他の肩関節：鎖骨と肩甲骨の間にある肩鎖関節，鎖骨と胸骨の間にある胸鎖関節，肩甲骨と肋骨の間にある肩甲胸郭関節，肩峰と上腕骨との間でつくる第2肩関節（肩峰下関節）がある．

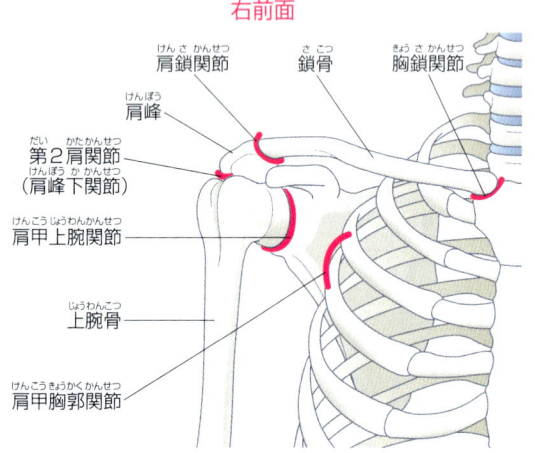
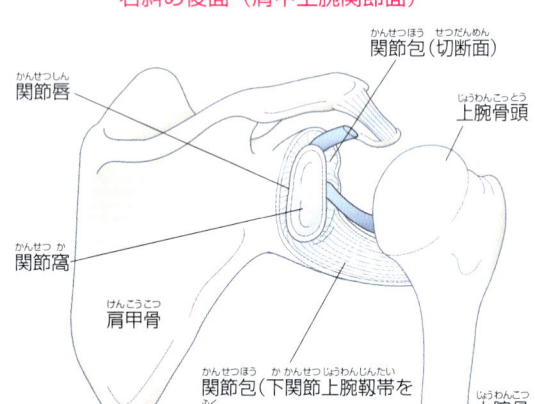

●肘関節

- ●上腕骨，橈骨，尺骨で構成される肘関節は，腕尺関節，腕橈関節，上橈尺関節の3つの関節からなり，全体が1つの関節包で包まれている複関節である．
- ●腕尺関節：上腕骨滑車と尺骨の滑車切痕でつくられている．
- ●腕橈関節：上腕骨小頭と橈骨頭の関節窩でつくられている．
- ●上橈尺関節：橈骨の関節環状面と尺骨の橈骨切痕でつくられている．

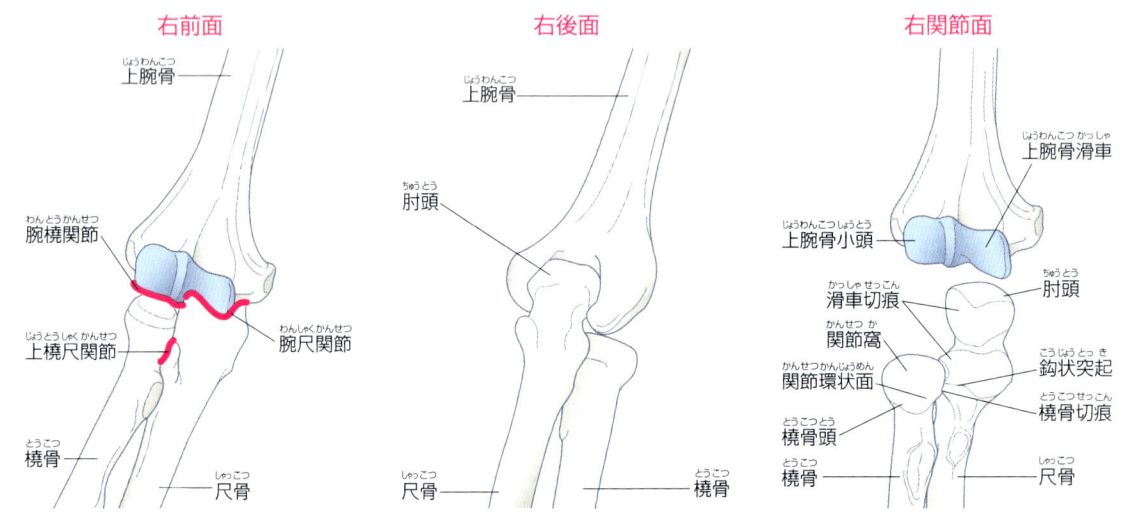

1章 筋骨格系，神経系の構造と機能——関節

●手の関節

- 橈骨手根関節：橈骨と近位列の手根骨との間にあり，狭義の手関節を意味する．
- 手根中央関節：手根骨近位列と遠位列との間にあり，S状の形をしている．
- 手根間関節：手根骨近位列内および手根骨遠位列内の相互間で構成される．
- 手根中手（CM）関節：遠位列の手根骨と中手骨との間にある．
- 中手指節（MP）関節：中手骨と基節骨との間にある．
- 近位指節間（PIP）関節：基節骨と中節骨との間にある．
- 遠位指節間（DIP）関節：中節骨と末節骨の間にある．
- 指節間（IP）関節：母指の基節骨と末節骨の間にある．

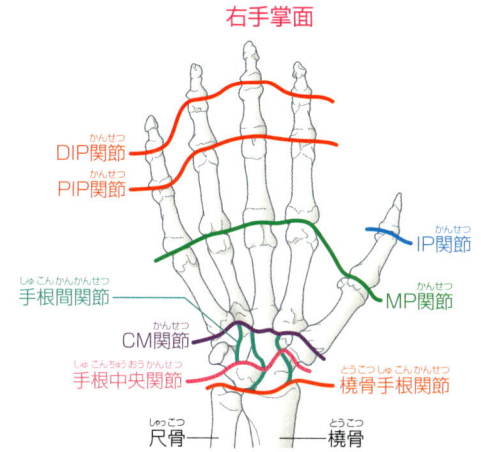
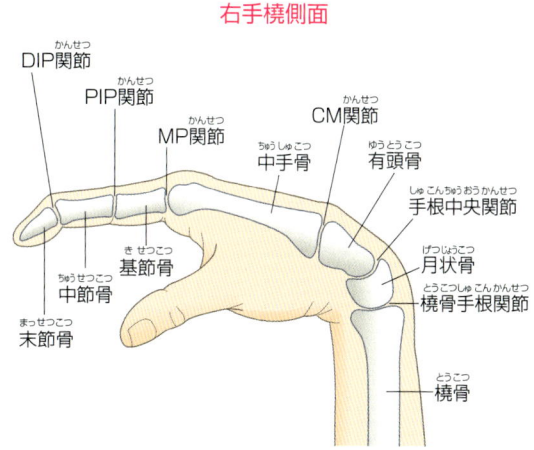

●股関節

- 寛骨臼（臼蓋）と大腿骨頭からなる安定性の高い関節である．関節窩が深いため臼状関節に分類されることもある．
- 月状面：関節面は半月に似ているため月状面とよばれ，大腿骨頭と接し，軟骨で覆われている．
- 寛骨臼の関節唇：寛骨臼の辺縁から張り出し，大腿骨頭を包む．
- 関節包：寛骨臼から大腿骨頸部の基部まで広がる．
- 大腿骨頭靱帯：寛骨臼蓋と大腿骨頭窩を結ぶ．

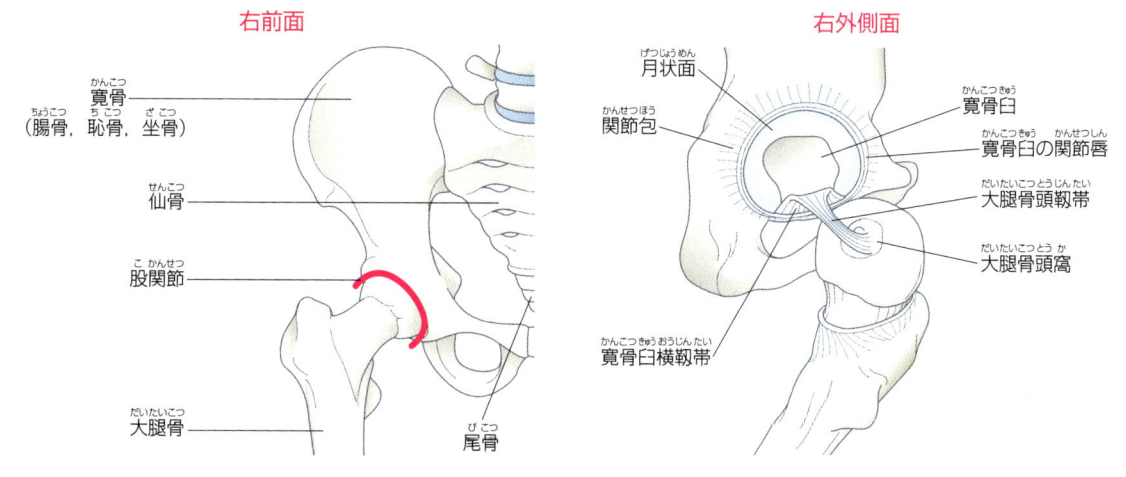

1-2

●膝関節

- 大腿骨と脛骨からなる関節で，大腿骨の内側および外側顆の関節面は前後左右に弓状の凸面を呈するが，脛骨の関節面はほぼ平坦である．
- 内側および外側半月板：大腿骨の内側および外側顆の関節面の間隙を埋めている．
- 内側および外側側副靱帯：関節包の側面を補強している．
- 前および後十字靱帯：関節包内にあり，前後方向の活動を制限している．

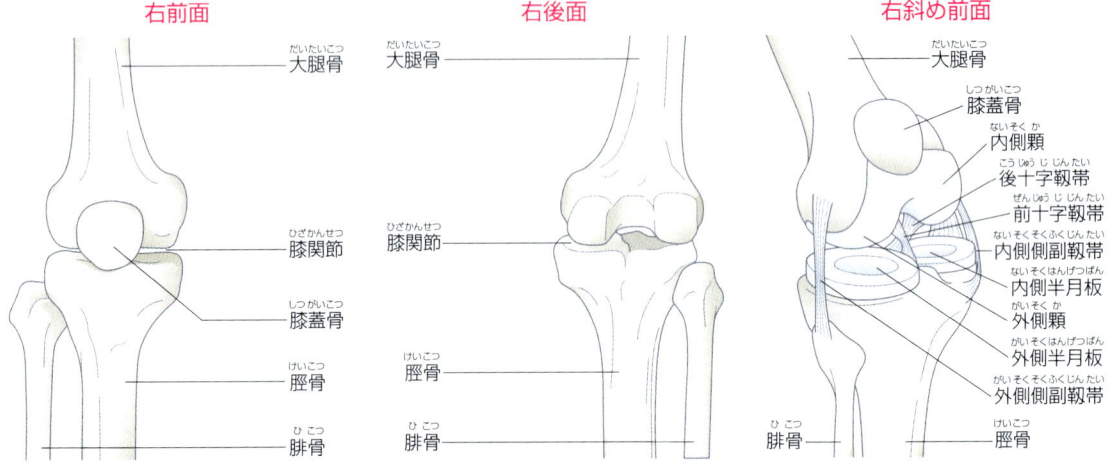

●足の関節

- 距腿関節：脛骨と腓骨がつくる関節窩と距骨滑車の間をいう．
- 距骨下関節：距骨下面と踵骨上面の間をいう．
- 横足根関節（ショパール関節）：距骨，踵骨および舟状骨の間の距踵舟関節の距舟関節部（距骨と舟状骨の間），踵骨と立方骨の間の踵立方関節で構成される関節をいう．
- 足根中足関節（リスフラン関節）：内側楔状骨と第1中足骨，中間楔状骨と第2中足骨，外側楔状骨と第3中足骨，立方骨と第4中足骨および第5中足骨とで構成される関節をいう．
- その他：手と同様に，中足骨と基節骨の間の中足指節（MP）関節，基節骨と中節との間の近位指節間（PIP）関節，中節骨と末節骨の間の遠位指節間（DIP）関節，母趾の基節骨と末節骨の間の指節間（IP）関節がある．

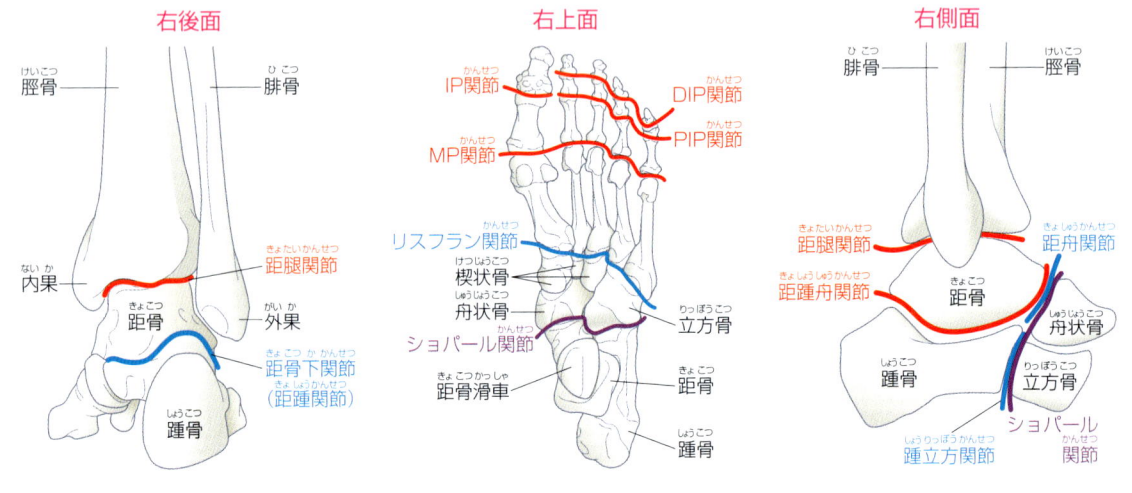

椎骨の連結

- 上下の椎骨は椎体と関節突起で連結する．つまり，椎骨と椎骨の間には「椎間板」と「椎間関節」という2種類の関節があると考えてよい．
- 椎間板：円盤状の線維軟骨で衝撃を和らげるクッションの役割を果たし，外周部の線維輪と中心部の髄核からなる．
- 椎間関節：連結する上の椎骨の下関節突起と下の椎骨の上関節突起の間の平面関節である．
- 椎体：前方は前縦靱帯，後方は後縦靱帯で，椎弓は黄色靱帯が左右に分かれ，それぞれ連結している．
- 棘突起：棘間靱帯と棘上靱帯で連結される．
- 脊柱管内：後縦靱帯と黄色靱帯が位置することになる．

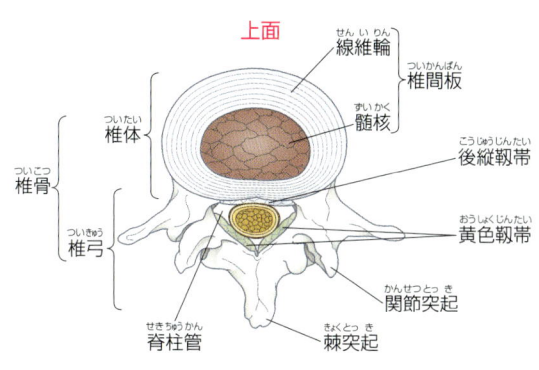
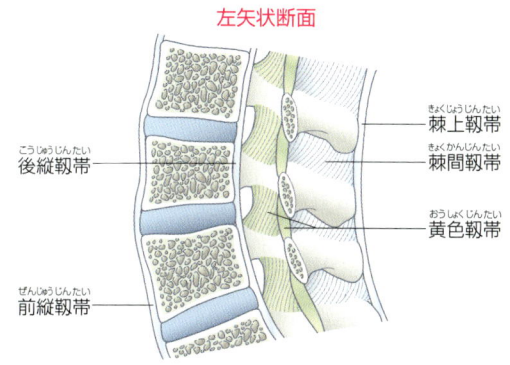
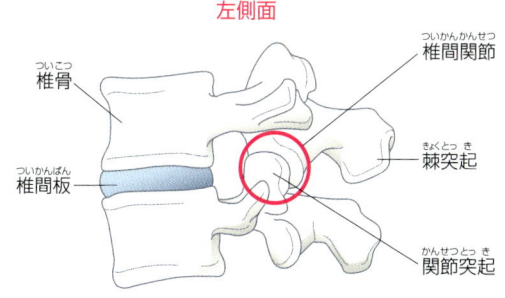
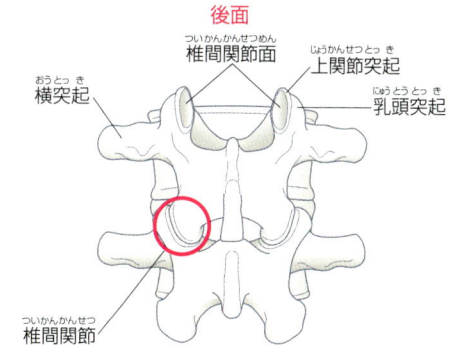
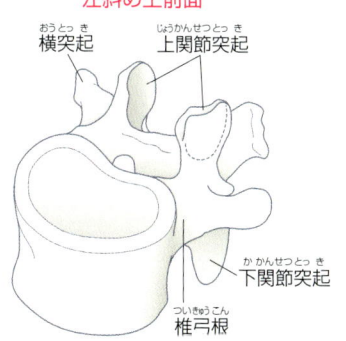
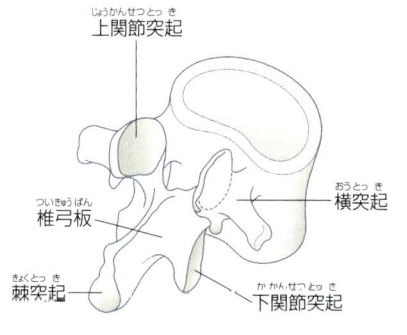

1-2

関節の形状と運動軸

- 関節の運動は，主に関節面の形状によって規定され，運動軸の数から一軸性，二軸性，多軸性に分けられる．
- 一軸性は肘関節のように屈伸のみ，二軸性は手関節のように4方向の運動を，多軸性は肩関節のようにあらゆる方向に動かすことができる．

関節の形状	運動軸	例
球関節（ball and socket joint）	多軸性	肩関節，股関節
楕円関節（ellipsoid joint）	二軸性	橈骨手根関節，顎関節
鞍関節（saddle joint）	二軸性	母指の手根中手関節，胸鎖関節
蝶番関節（hinge joint）	一軸性	腕尺関節，指節間関節，膝関節，距腿関節
車軸関節（pivot joint）	一軸性	上橈尺関節，正中環軸関節
平面関節（plane joint）	なし	椎間関節，手根間関節，足根中足関節

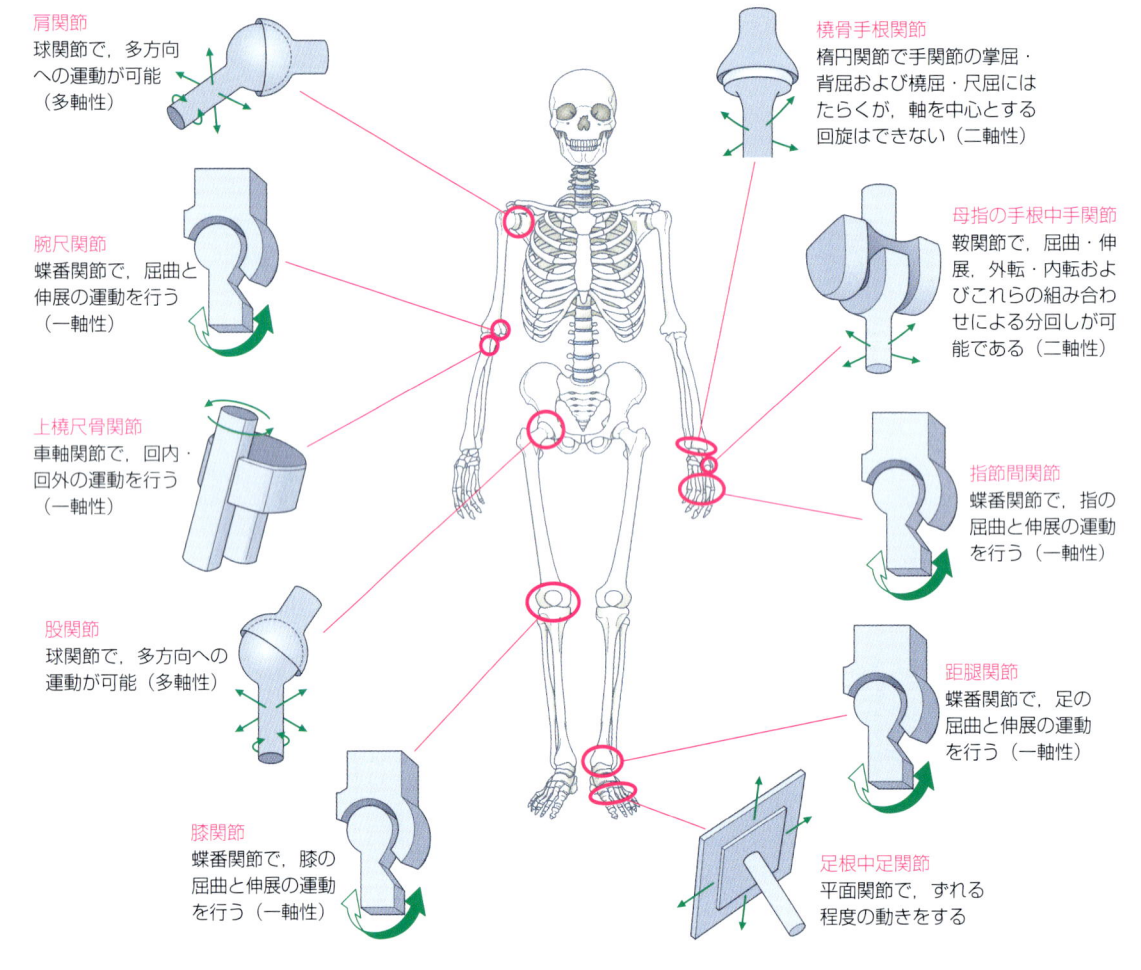

肩関節
球関節で，多方向への運動が可能（多軸性）

腕尺関節
蝶番関節で，屈曲と伸展の運動を行う（一軸性）

上橈尺骨関節
車軸関節で，回内・回外の運動を行う（一軸性）

股関節
球関節で，多方向への運動が可能（多軸性）

膝関節
蝶番関節で，膝の屈曲と伸展の運動を行う（一軸性）

橈骨手根関節
楕円関節で手関節の掌屈・背屈および橈屈・尺屈にはたらくが，軸を中心とする回旋はできない（二軸性）

母指の手根中手関節
鞍関節で，屈曲・伸展，外転・内転およびこれらの組み合わせによる分回しが可能である（二軸性）

指節間関節
蝶番関節で，指の屈曲と伸展の運動を行う（一軸性）

距腿関節
蝶番関節で，足の屈曲と伸展の運動を行う（一軸性）

足根中足関節
平面関節で，ずれる程度の動きをする

運動の基本面と関節運動

●運動の基本面
- 運動の基本面には，身体を左右に分けた矢状面，前後に分けた前額面，上下で分けた水平面がある．
- 矢状面上の運動：関節が曲がる動きを屈曲，伸びる動きを伸展という．
- 前額面上の運動：体幹の正中線から離れる動きを外転，近づく動きを内転という．
- 水平面上の運動：体幹の正中線から外に回る動きを外旋，内に回る動きを内旋という．

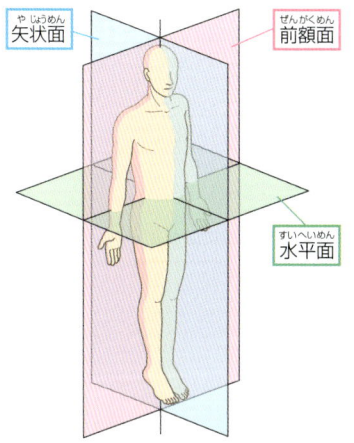

●主な関節運動

肩関節

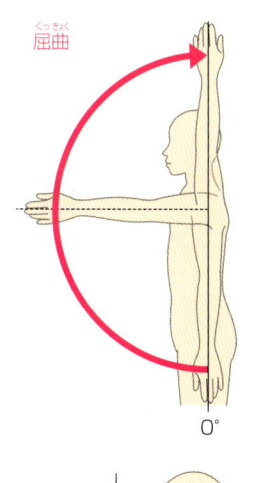

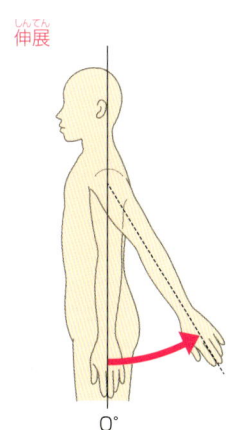

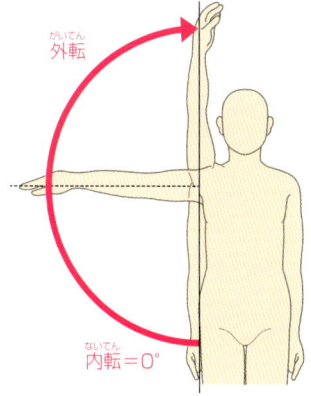

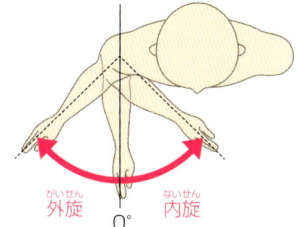

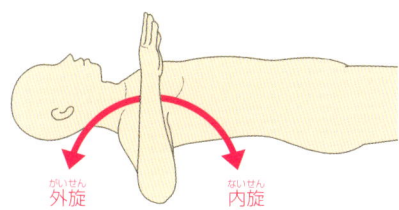

前腕中間位で，肩関節90°外転，肘関節90°屈曲した肢位での外旋・内旋

1-2

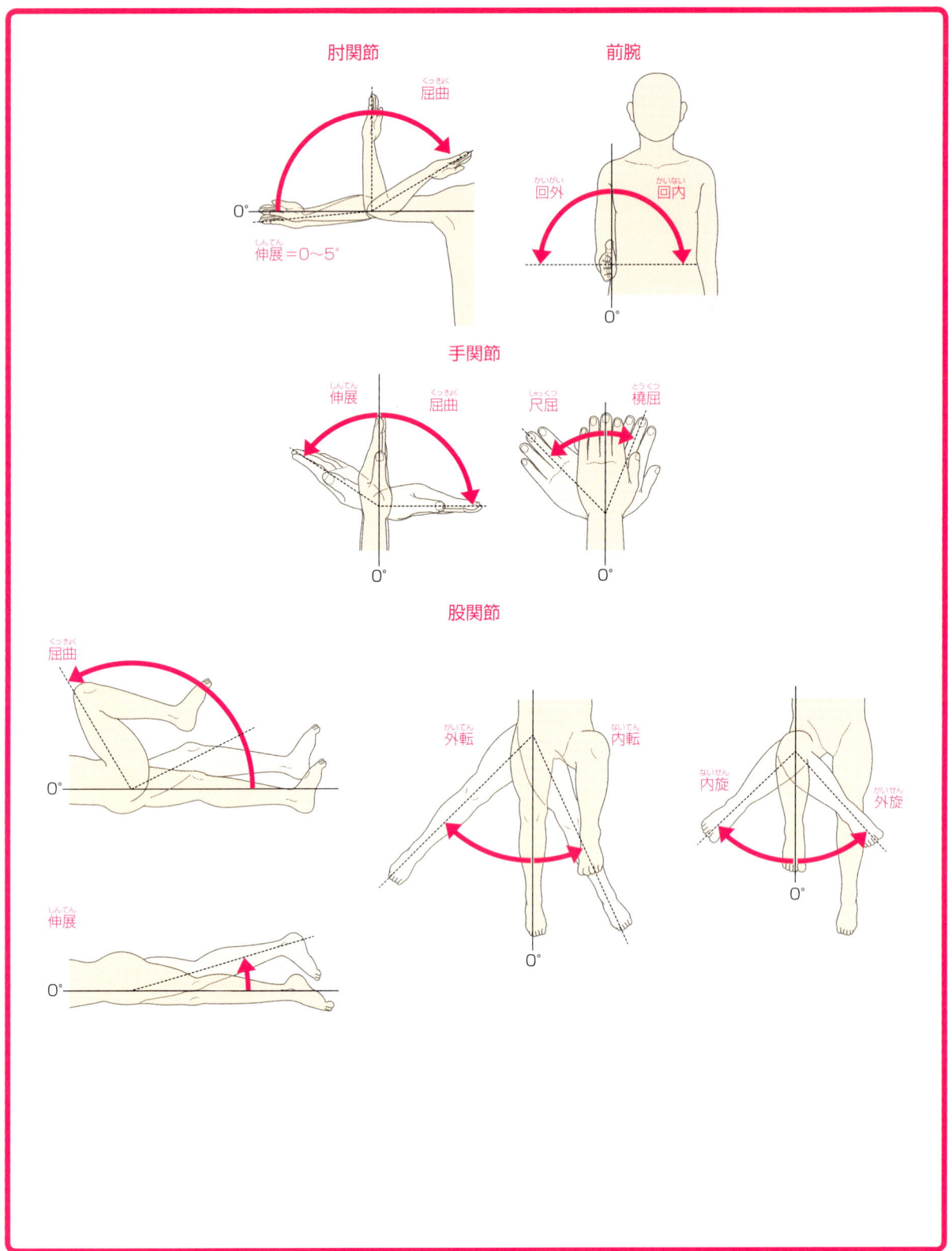

1章　筋骨格系，神経系の構造と機能──関節

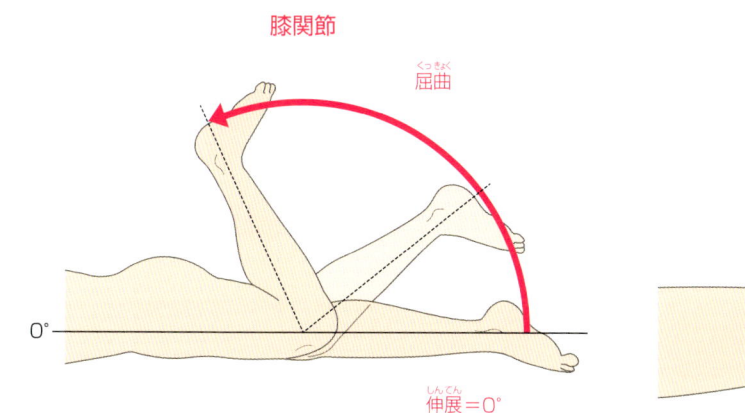

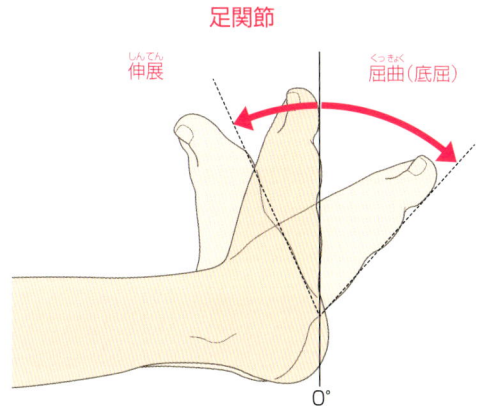

MEMO
股関節の外旋・内旋の覚え方

肩関節の場合，肩関節90°外転，肘関節90°屈曲した肢位では，手が外に動くのは外旋，内に動くのは内旋となるので覚えやすい．

しかし，股関節と膝関節の90°屈曲位では，足が外に動くのは内旋，内に動くのは外旋となるため，初学者は間違えやすい．水平面上で大腿部が外に回る動きは外旋，内に回る動きは内旋なので，股関節と膝関節が90°屈曲位であっても大腿部が外に回るのが外旋，内に回るのが内旋と覚えるとよい．

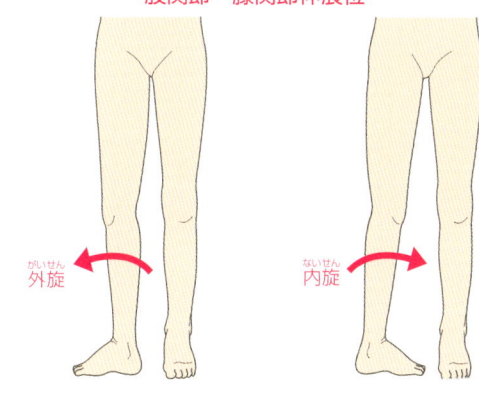

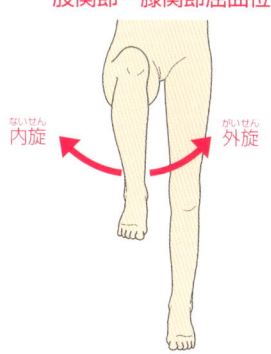

太ももの前面がどちらを向いているか

1-3 筋, 脊髄, 神経

- 筋肉には横紋筋, 平滑筋, 心筋の3種類がある.
- 横紋筋は両端が主に骨格に付着し, 骨格を動かすため, 骨格筋ともよばれている.
- 脊髄は脳とともに, 中枢神経叢を構成する.
- 脊髄は脳と同様, 硬膜, クモ膜, 軟膜の3種類の髄膜で保護され, 脊柱管のなかを通って, 神経根から末梢神経である脊髄神経を出している.

筋肉

全身の筋

- 骨格筋は姿勢や運動に直接関与し, 多くは一つ以上の関節をまたいでいる.
- 付着部の多くは骨であるが, 関節包や筋膜の場合もある. 両端の付着部は起始および停止とよばれ, 起始は身体の中枢側で動きの少ないほうに, 停止は末梢側の動きの大きいほうにある.

● 前面

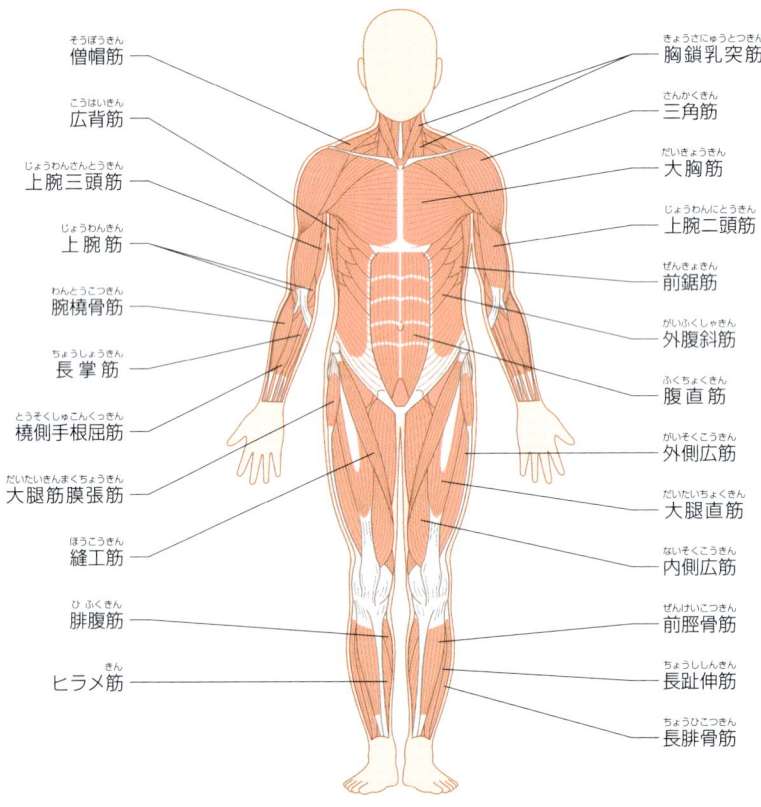

1章 筋骨格系，神経系の構造と機能──筋，脊髄，神経

● 後面

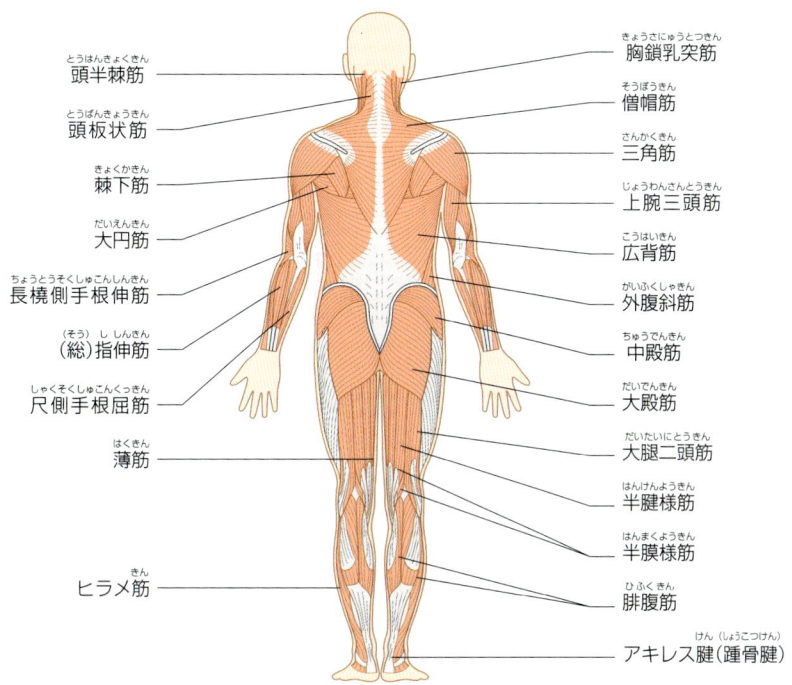

● 右側面

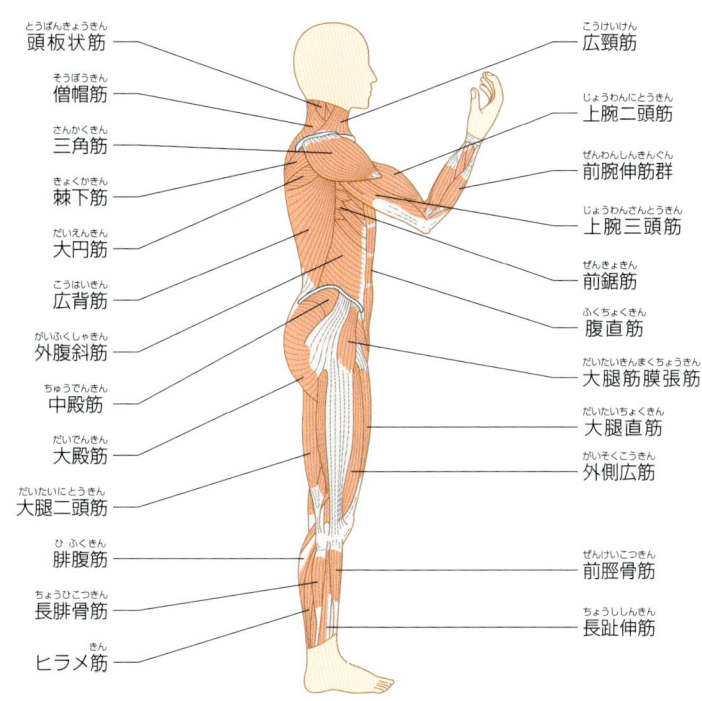

1-3

詳しく視たい筋

●三角筋
- 主なはたらき：前部線維は肩関節の屈曲，中部線維は外転，後部線維は伸展．
- 神経支配：腋窩神経（C5，C6）．

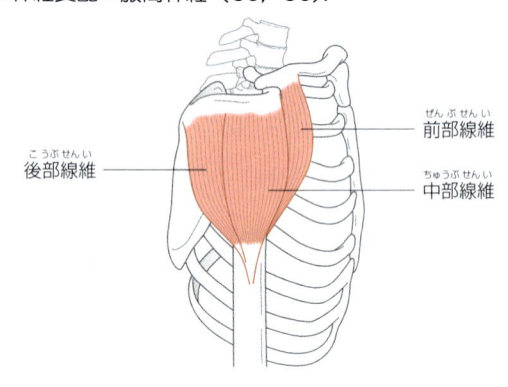

●上腕二頭筋
- 主なはたらき：肘関節の屈曲，前腕の回外．
- 神経支配：腋窩神経（C5，C6）．

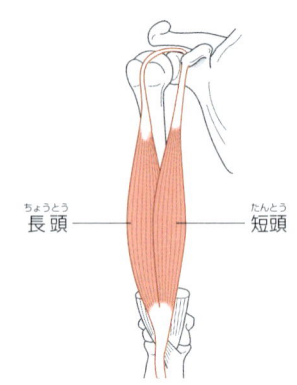

●上腕三頭筋
- 主なはたらき：肘関節を伸展．
- 神経支配：橈骨神経（C7，C8）．

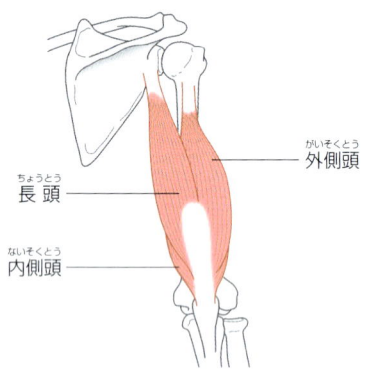

●橈側手根屈筋と尺側手根屈筋
- 主なはたらき：手関節の掌屈．
- 神経支配：橈側手根屈筋は正中神経（C6，C7），尺側手根屈筋は尺骨神経（C8，T1）．

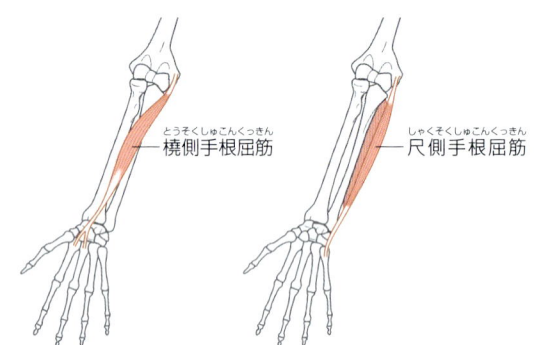

●橈側手根伸筋と尺側手根伸筋
- 主なはたらき：手関節の背屈．
- 神経支配：橈骨神経（C6，C7）．

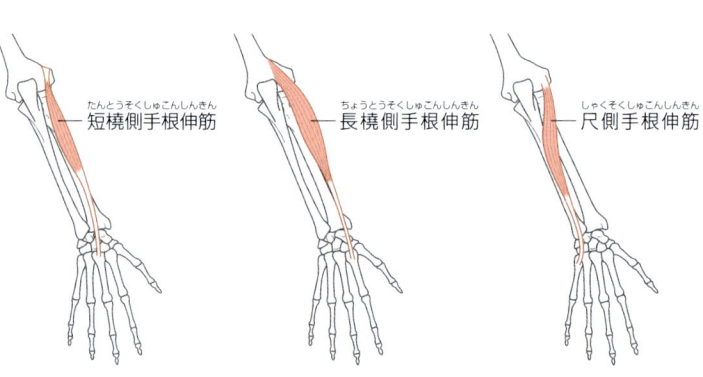

1章 筋骨格系，神経系の構造と機能——筋，脊髄，神経

●総指伸筋
- 主なはたらき：第2～5指の伸展．
- 神経支配：橈骨神経（C6～C8）．

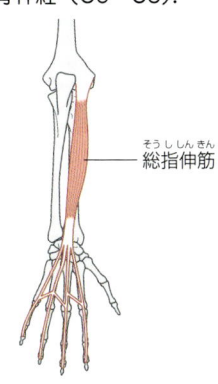

●浅指屈筋と深指屈筋
- 主なはたらき：浅指屈筋は近位指節間（PIP）の屈曲，深指屈筋は遠位指節間（DIP）関節の屈曲．
- 神経支配：浅指屈筋は正中神経（C7，C8，T1），深指屈筋は正中神経（第2～3指）（C8，T1）と尺骨神経（第4～5指）（C8，T1）．

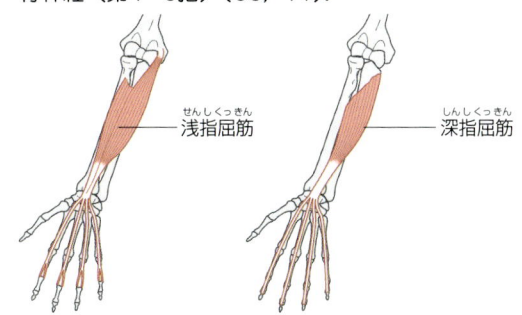

●腸腰筋[*1]
- 主なはたらき：股関節の屈曲．
- 神経支配：大腰筋と腸骨筋は腰神経叢および大腿神経（L1～L4），小腰筋は腰神経叢（L1）．

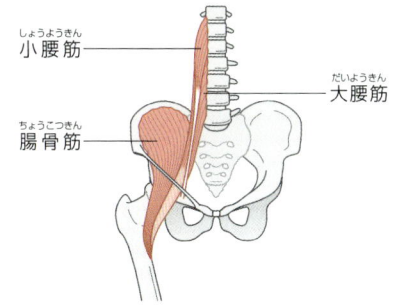

[*1] 大腰筋，小腰筋，腸骨筋を合わせて腸腰筋という．

●大殿筋
- 主なはたらき：股関節の伸展．
- 神経支配：下殿神経（L4～S2）．

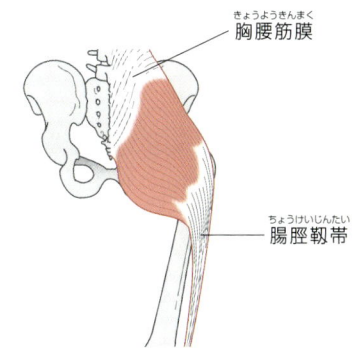

1-3

●中殿筋
- 主なはたらき：股関節の外転.
- 神経支配：上殿神経（L4, L5, S1）.

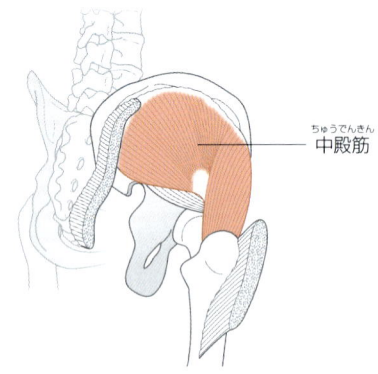

●股関節内転筋
- 主なはたらき：股関節の内転.
- 神経支配：長内転筋と短内転筋は閉鎖神経（L2〜L4）, 大内転筋は閉鎖神経（L2〜L4）と坐骨神経の脛骨神経部（L4, L5）.

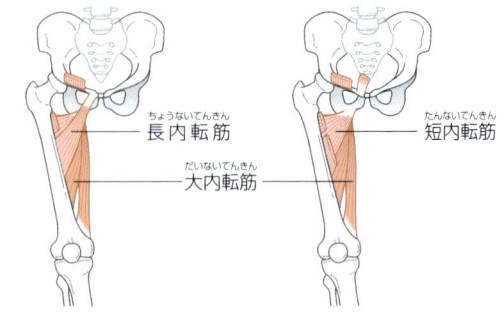

●大腿四頭筋[*2]
- 主なはたらき：膝関節の伸展.
- 神経支配：大腿神経（L2〜4）.

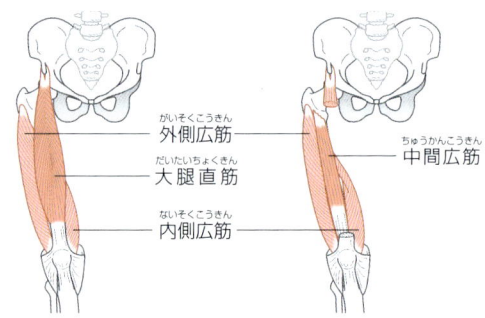

[*2]大腿四頭筋は, 大腿直筋・中間広筋・外側広筋・内側広筋の4つの筋肉からなる.

●ハムストリングス[*3]
- 主なはたらき：膝関節の屈曲.
- 神経支配：半腱様筋と半膜様筋は脛骨神経（L4〜S2）, 大腿二頭筋の長頭は脛骨神経（L5〜S2）・短頭は腓骨神経（L4〜S2）.

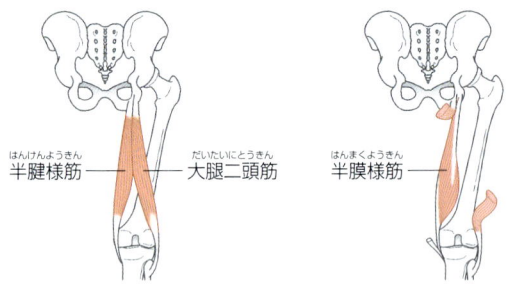

[*3]ハムストリングスは, 大腿二頭筋, 半腱様筋, 半膜様筋の総称である.

●前脛骨筋
- 主なはたらき：足の背屈と内がえし．
- 神経支配：深腓骨神経（L4〜S1）．

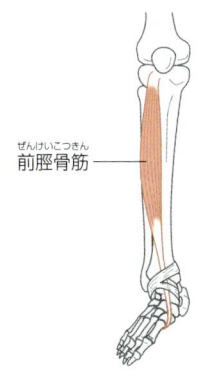

●下腿三頭筋*4
- 主なはたらき：足関節の底屈．
- 神経支配：脛骨神経（L5〜S2）．

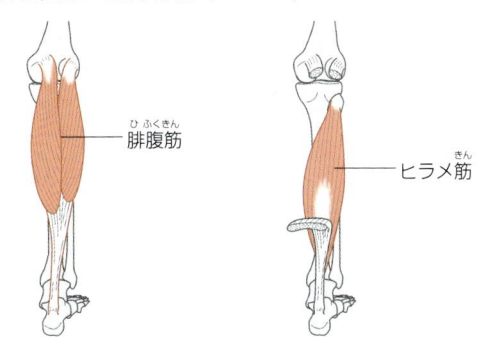

*4 下腿三頭筋は，腓腹筋とヒラメ筋からなる．

●長腓骨筋と短腓骨筋
- 主なはたらき：足の外がえし．
- 神経支配：浅腓骨神経（L5，S1）．

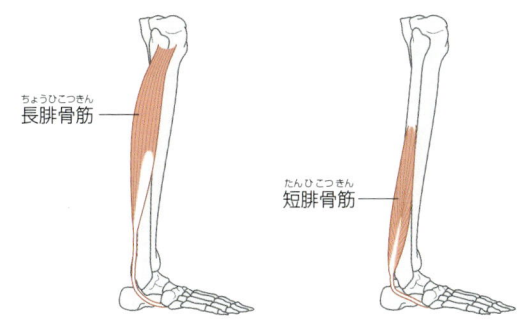

●足趾の伸筋
- 主なはたらき：足趾の伸展．
- 神経支配：深腓骨神経（L4〜S1）．

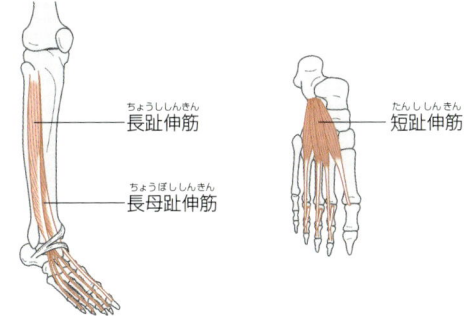

1-3 脊髄，神経

脊髄と脊髄神経

- 脊髄は楕円柱状をしていて脊柱管のなかにある．脊髄からは神経根（後根から感覚ニューロンが入り，前根から運動ニューロンが出る）が左右から出る．いわば神経根とは，脊髄神経の根元の部分である．
- 脊髄神経は31対（頸神経8対，胸神経12対，腰神経5対，仙骨神経5対，尾骨神経1対）ある．
- 脊髄神経は椎間孔を出ると，すぐ前枝と後枝に分かれる（前枝と後枝には運動性線維と感覚性線維が混在している）．後枝はそのまま体壁の背側に，前枝は四肢と体壁腹側に分布する（後枝は前枝に比べ著しく細い）．前枝の多くはいったん網状の神経叢をつくり，そこから橈骨神経，坐骨神経などの末梢神経となる．

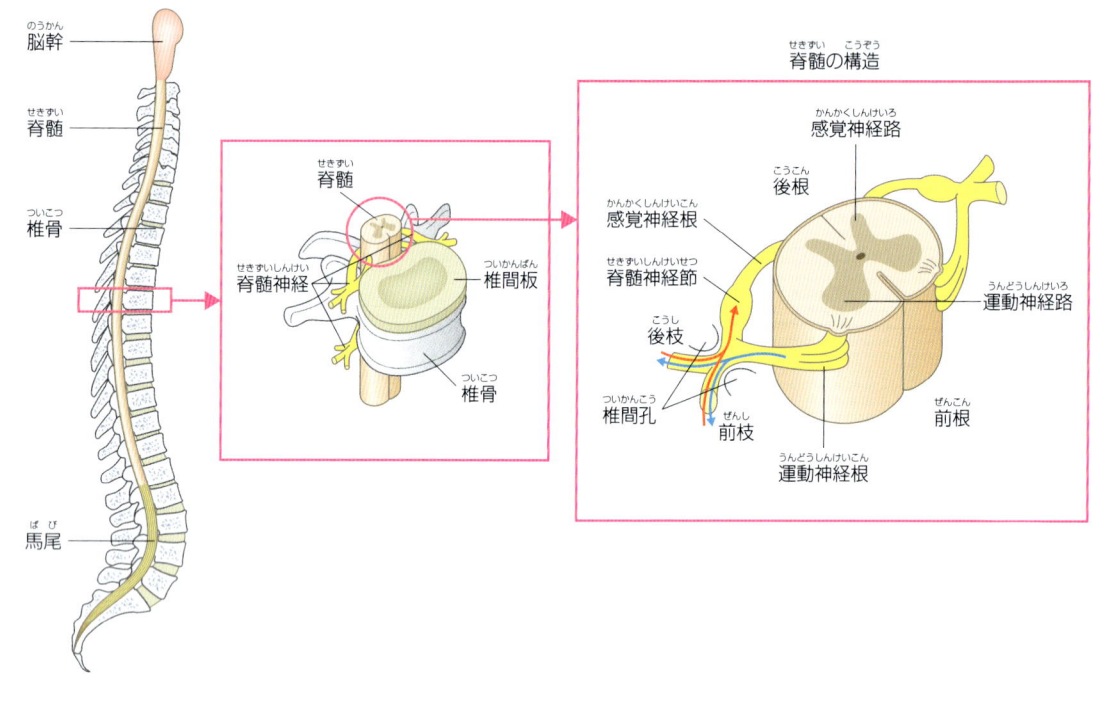

1章 筋骨格系，神経系の構造と機能──筋，脊髄，神経

皮膚分節

- 皮膚分節とは，一つの脊髄分節が感覚を伝える皮膚領域のことをいう．
- 比較的明瞭な分節性を認める．頭側から尾側へ並ぶ（剣状突起〈T7〉，臍〈T10〉，上前腸骨棘〈T12〉など）輪状の帯の連続として観察される．
- 脊髄の障害レベルの推測に有用である．

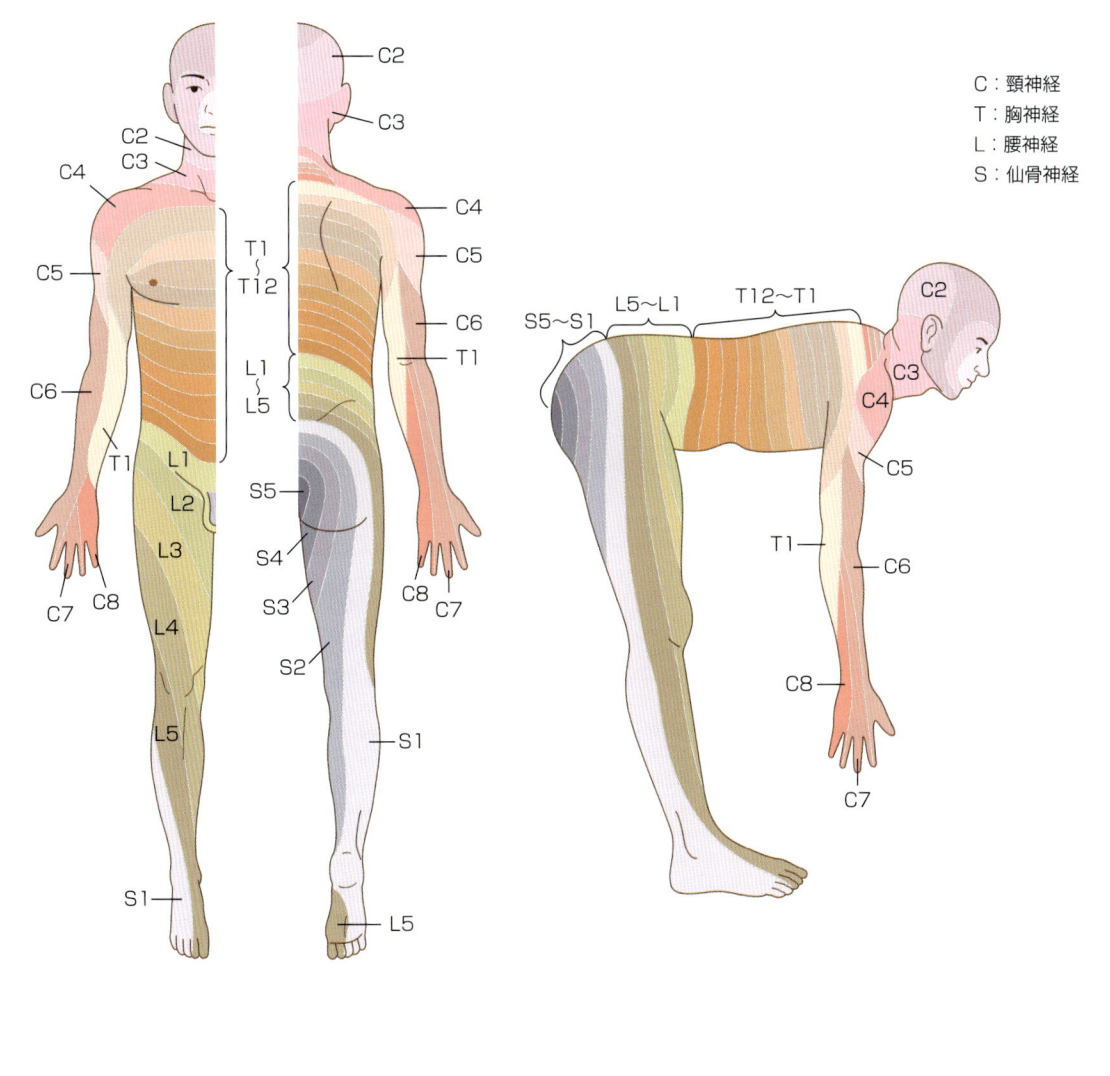

C：頸神経
T：胸神経
L：腰神経
S：仙骨神経

1-3

MEMO
脊髄神経の名称

脊髄神経は椎間孔を形成する椎骨の名称に基づいており，通過する上方の椎骨の番号をつけてよぶ（例：第2胸椎と第3胸椎の間の椎間孔を通る胸神経は，第2胸神経となる）．

ただし，頸神経は例外で，通過する下方の椎骨の番号でよぶ（例：第1頸椎と第2頸椎の間の椎間孔を通る頸神経は，第2頸神経となる）．それは，頸神経が7個の頸椎に対して8対存在しているためである（第1頸神経（C1）は後頭骨と第1頸椎との間から，第8頸神経（C8）は第7頸椎と第1胸椎の間から出ている）．

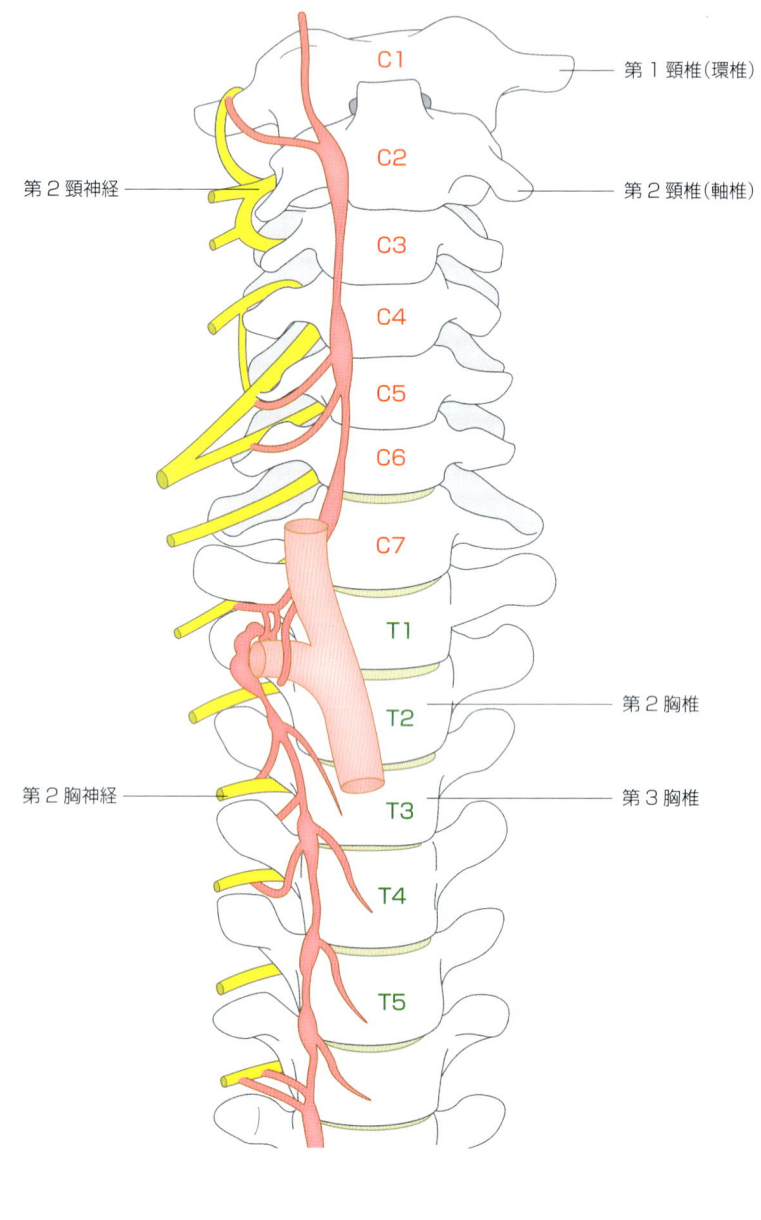

1章　筋骨格系，神経系の構造と機能──筋，脊髄，神経

脊髄神経叢と分枝する神経

- 上肢に分布する脊髄神経は腕神経叢（C5〜T1）を，下肢に分布する脊髄神経は腰神経叢（T12〜L4）および仙骨神経叢（L4〜S4）をつくる．
- 腋窩神経，筋皮神経，橈骨神経などは腕神経叢の枝（末梢神経），大腿神経，閉鎖神経などが腰神経叢の枝，坐骨神経，上殿神経などは仙骨神経叢の枝である．上記のうち皮膚の感覚を司る神経は，皮神経または皮枝とよばれる．神経根より遠位の末梢神経障害レベルの決定に有用である．

● 腕神経叢

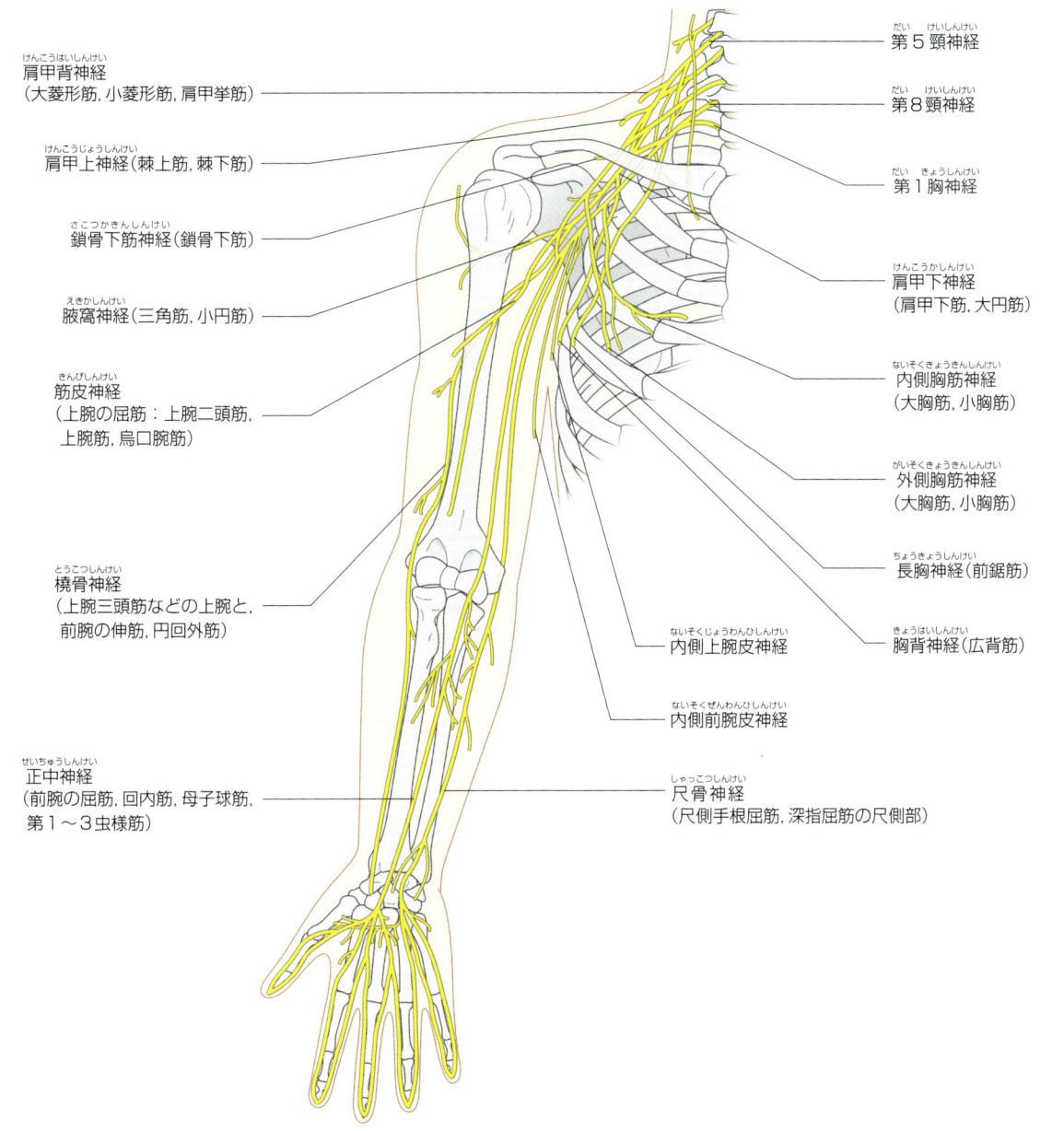

1-3

● 上肢の皮神経

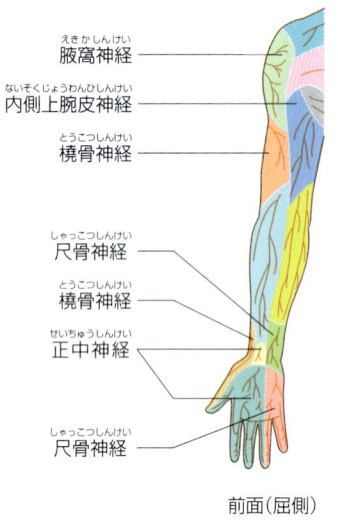
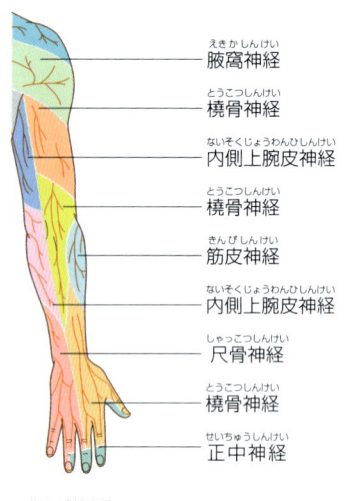

前面（屈側）　　背面（伸側）

MEMO
上肢の神経麻痺

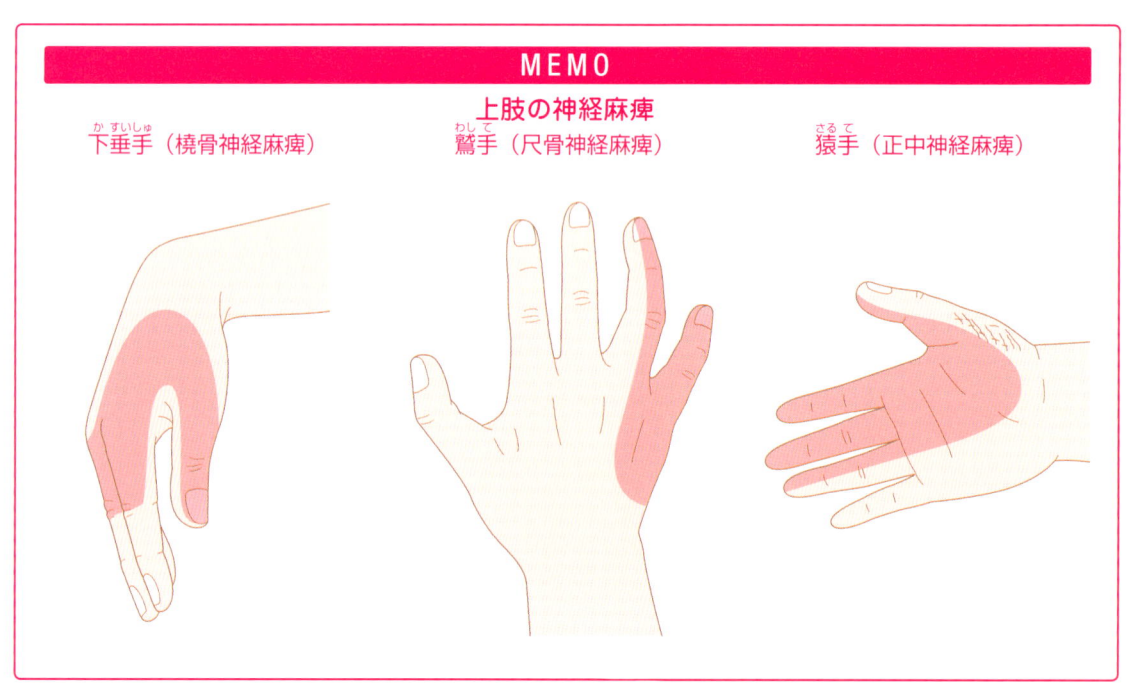

下垂手（橈骨神経麻痺）　　鷲手（尺骨神経麻痺）　　猿手（正中神経麻痺）

1章 筋骨格系，神経系の構造と機能——筋，脊髄，神経

● 腰・仙骨神経叢

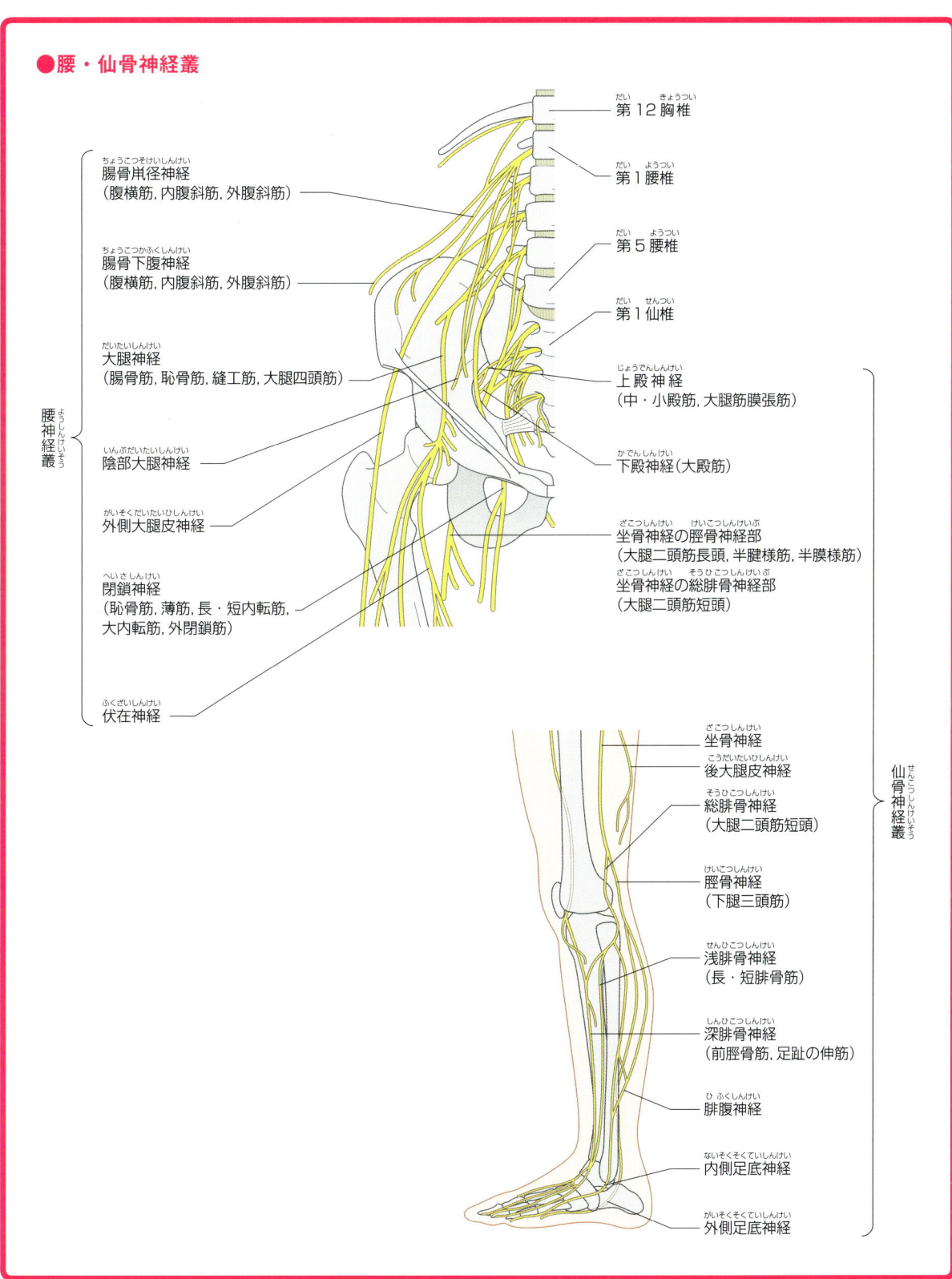

1-3

●下肢の皮神経

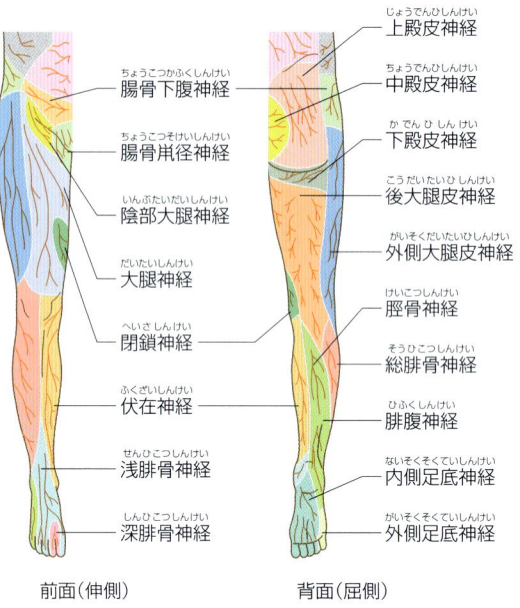

2
フィジカルアセスメント（必要な計測・評価）

2-1 身体計測（四肢長，周径）

運動機能評価のために，身体各部位の長さや周径を計る．

目的
四肢体幹の変形，筋萎縮・肥大，腫脹などの有無や程度，左右差を客観的に評価する．

測定方法
- 巻き尺を用いて必ず左右の計測値を記録する．
- 四肢長では，上肢は肘関節以下を完全に伸展させ，前腕回外位で手掌を前方に向けた肢位で計測する．指端距離（arm span）以外は上肢が体幹に接した状態で計測する．下肢は仰臥位で股・膝関節を完全に伸展させ，膝蓋骨が正面を向いた肢位で計測する．
- 周径では，左右同じ高位で計測する．

四肢長の計測

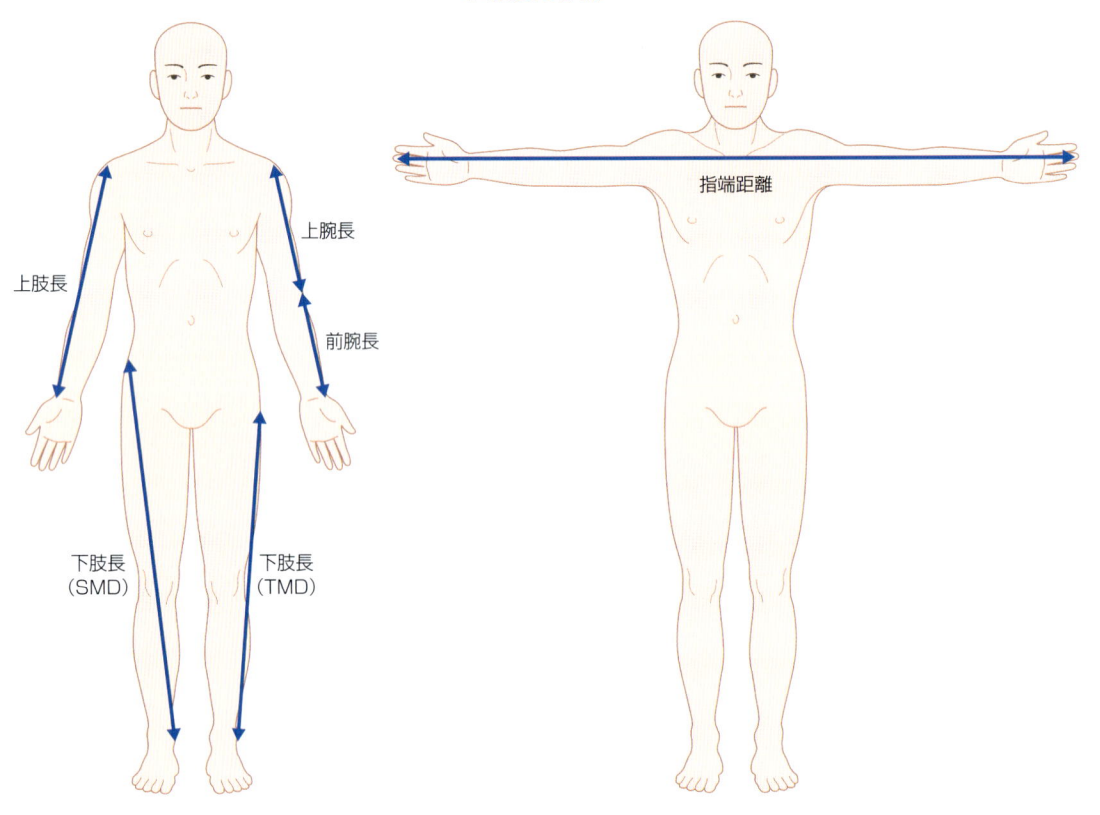

上肢長／上腕長／前腕長／下肢長（SMD）／下肢長（TMD）／指端距離

ここがポイント　片側股関節脱臼例などでは，SMDの左右差が生じるが，TMDは左右同一になる．

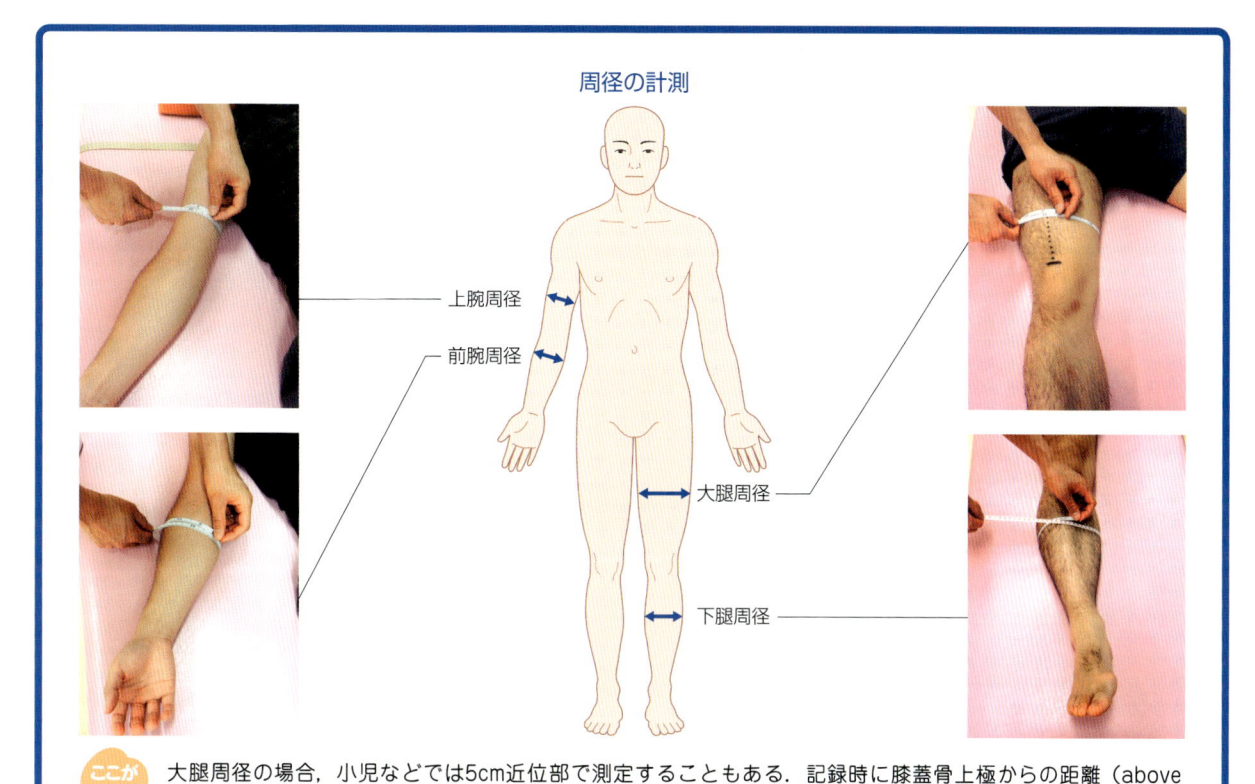

2章　フィジカルアセスメント（必要な計測・評価）——身体計測（四肢長，周径）

周径の計測

- 上腕周径
- 前腕周径
- 大腿周径
- 下腿周径

ここがポイント　大腿周径の場合，小児などでは5cm近位部で測定することもある．記録時に膝蓋骨上極からの距離（above patellar；AP）も忘れずに記載（例：AP＝5cm）する．

評価方法

- 定期的に計測し，疾患の経過や治療効果を判定する指標とする．
- 周径の場合，約1.5cm以上の左右差があれば肉眼的にも差が明らかになる．

●代表的な四肢長・周径

上腕長	肩峰端から上腕骨外上顆までの距離
前腕長	上腕骨外上顆から橈骨茎状突起までの距離
指端距離（arm span）	両上肢を肩関節90°外転位，肘関節以下完全伸展位，前腕回外位で手掌を前方に向けた肢位での両中指尖端の距離
下肢長	2種類の計測法がある ①上前腸骨棘下端から脛骨内果下端までの距離（spinomalleolar distance；SMD） ②大腿骨大転子中央から脛骨外果下端までの距離（trochanter malleolar distance；TMD）
上腕周径	上腕二頭筋筋腹の最大周径
前腕周径	肘関節よりやや遠位部の最も太いところの周径
大腿周径	膝蓋骨上縁より10cm近位部での周径
下腿周径	腓腹筋筋腹の最大周径

2-2 関節可動域テスト（ROMT）

身体における各関節の動く範囲を関節可動域（range of motion；ROM）という．関節可動域テスト（ROM test；ROMT）では，自動的あるいは他動的にROMを計測する．

目的
疾患や障害の重症度や治療前後の比較，障害等級認定の参考など．

測定方法
- 角度計を用い，原則として他動運動による測定値を5°刻みで表記する．
- 自動運動による測定値を用いる場合は，「自動」「active」など，その旨を明記する．
- 日本整形外科学会ならびに日本リハビリテーション医学会で定められたROM表示に従う（巻末の「資料」〈p.132〉参照）．

評価方法
ROM異常がある場合，その原因が骨関節自体あるいは関節周囲の軟部組織に由来するのかを鑑別する．

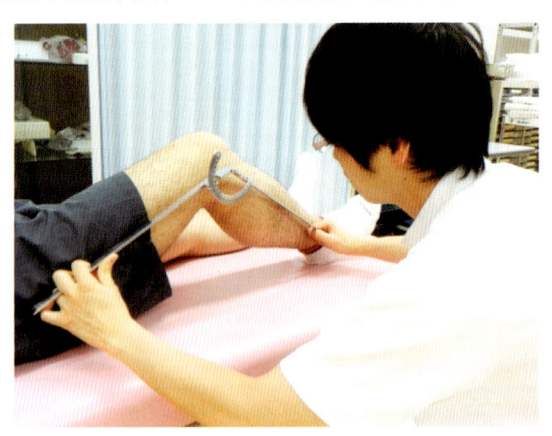

2-3 徒手筋力テスト（MMT）

徒手筋力テスト（manual muscle testing；MMT）は，臨床で頻繁に行われ，徒手的に筋力を6段階で評価する検査法である．

目的
- 筋力の定量的な評価．
- 末梢神経麻痺や脊髄損傷高位の診断．

測定方法
検査筋を0（Zero）から5（Normal）の6段階で評価し記録する．筋力の微妙な差を表現するために「＋」や「－」を付記する場合もある．ただし，「＋」「－」の符記が多くなると，判定基準があいまいになる可能性がある．そのため，付記は「3$^+$」「2$^+$」「2$^-$」など3つ程度にする．

評価方法
3（Fair）以下の場合，実用的な動作が困難となる場合が多い．

●MMT

英語表記	数字表記	評価
Normal（N）	5	強い抵抗を加えても関節を正常可動域すべてにわたり動かすことができる
Good（G）	4	中等度の抵抗に対して関節を正常可動域すべてにわたり動かすことができる
Fair（F）	3	抵抗を加えなければ，重力に抗して関節を正常可動域すべてにわたり動かすことができる
Poor（P）	2	重力の影響を排除すれば関節を正常可動域すべてにわたり動かすことができる
Trace（T）	1	筋収縮は認められるが，関節運動は生じない
Zero（Z）	0	筋収縮を認めない

2-4 ロコモ度テスト

- 運動器障害のために，移動能力の低下をきたした状態を「ロコモティブシンドローム（略称：ロコモ，和名：運動器症候群）という．
- ロコモが進行すると介護が必要となるリスクが高くなる．

目的

被験者の移動能力を明らかな運動器疾患をもたない年代平均値と比較し，将来ロコモになる可能性を評価する．

測定方法

「立ち上がりテスト」「2ステップテスト」「ロコモ25」の3項目からなる．

評価方法

以下の3つのテストのうち，一つでも年代相応の平均に達しない場合は，将来ロコモになる可能性が高い*．

●立ち上がりテスト

10cm間隔で10～40cmの台を用意し，両脚で40cmの台から反動をつけずに立ち上がり，3秒間保持する．両脚が可能だったら，片脚で同様に可能か評価する．左右とも片脚で立ち上がることができれば，10cmずつ低い台に移り，同様のテストを繰り返す．何cmの台から立ち上がることができたかで脚力を評価する（目安例：男性・女性ともに40～69歳で片脚40cm，70歳以上で両脚10cm）．

立ち上がりテストの方法

〈両脚の場合〉　　〈片脚の場合〉

立ちあがって3秒間保持

反動をつけずに立ち上がる

70度

反動をつけずに立ち上がる

10cm　20cm　30cm　40cm

ひざは軽く曲げてもOK

（ロコモ チャレンジ！推進協議会ホームページ：https://locomo-joa.jp/check/test/stand-up.htmlより）

●2ステップテスト

スタートラインを決め，両足のつま先をあわせる．できる限り大股で2歩歩き，両足を揃え2歩分の歩幅を計る．2回計測してよいほうの記録を用い，「2歩幅（cm）÷身長（cm）＝2ステップ値」として算出する．

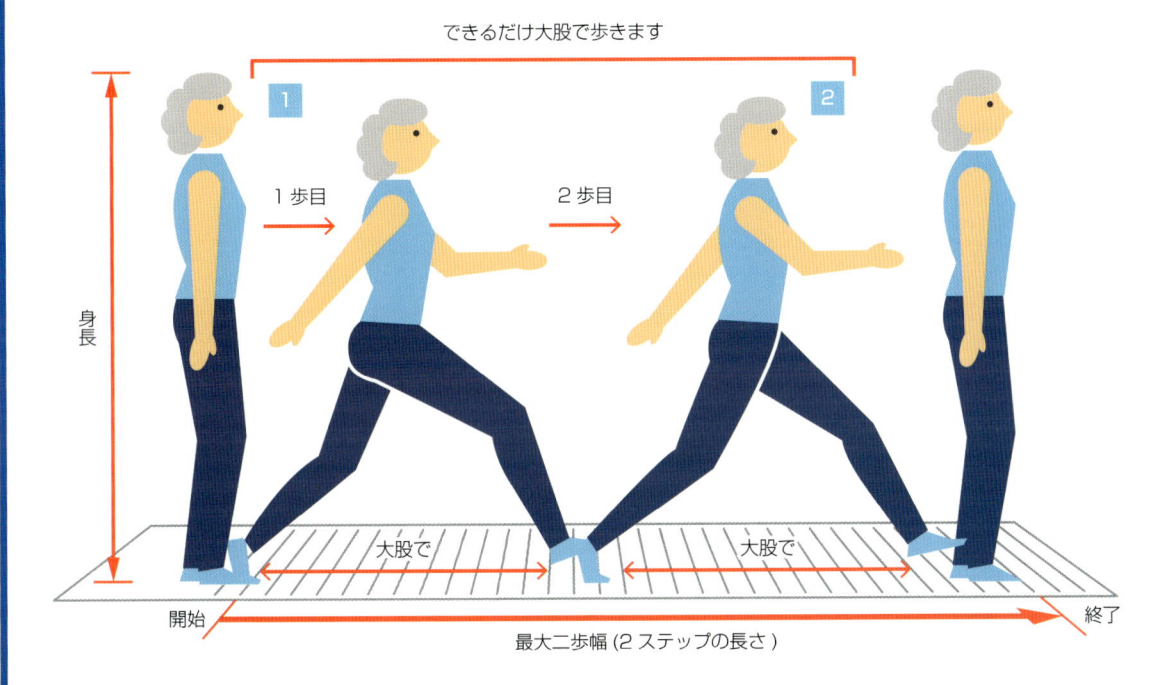

（ロコモ チャレンジ！推進協議会ホームページ：https://locomo-joa.jp/check/test/two-step.htmlより）

●ロコモ25

身体の痛みや日常生活上の支障をセルフアンケート形式で評価する．40歳台で4.7点，50歳台で5.8点，60歳台で6.6点，70歳台で7.1点以上だと年代相応の身体状態・生活状況であると判断される．

*詳細は「ロコモ チャレンジ！推進協議会」ホームページhttps://locomo-joa.jp/参照．

2-5 日常生活動作テスト（ADLテスト）

- 日常生活動作（activities of daily living；ADL）は，生きていくうえで必要な身体活動であり，生命維持にかかわる活動を主とする基本的ADLと，社会生活を営むうえで必要な手段的ADLなどから構成される．
- 基本的ADLの尺度としてよく用いられる評価法にバーテル指数（Barthel index）がある．

目的
ADLの自立度評価．

測定方法
対象とする動作が「自立」「一部介助」「全介助」のいずれかに該当するか評価し，点数化する．

評価方法
Barthel indexの場合，100点満点では日常生活自立，0点では全介助相当となる．

●Barthel indexおよびその判定基準

食事
10：自立，自助具などの装着可．標準的時間内に食べ終える 5：部分介助（例えば，おかずを切って細かくしてもらう） 0：全介助

車椅子からベッドへの移乗
15：自立，ブレーキ・フットレストの操作も含む（歩行自立も含む） 10：軽度の部分介助または監視を要す 5：座ることは可能であるが，ほぼ全介助 0：全介助または不能

整容
5：自立（洗面，整髪，歯磨き，髭剃り） 0：部分介助または全介助

トイレ動作
10：自立．衣服の操作，後始末を含む．ポータブル便器などを使用している場合はその洗浄も含む 5：部分介助．体を支える，衣服・後始末に介助を要する 0：全介助または不可能

入浴
5：自立
0：部分介助または全介助

歩行
15：45m以上の歩行．補装具（車椅子，歩行器は除く）の使用の有無は問わない
10：45m以上の介助歩行．歩行器使用を含む
 5：歩行不能の場合，車椅子にて45m以上の操作可能
 0：上記以外

階段昇降
10：自立．てすりなどの使用の有無は問わない
 5：介助または監視を要する
 0：不能

着替え
10：自立．靴，ファスナー，装具の着脱を含む
 5：部分介助．標準的な時間内，半分以上は自分で行える
 0：上記以外

排便コントロール
10：失禁なし．浣腸，座薬の取扱いも可能
 5：時に失禁あり．浣腸，座薬の取扱いに介助を要する者も含む
 0：上記以外

排尿コントロール
10：失禁なし．収尿器の取扱いも可能
 5：時に失禁あり．収尿器の取扱いに介助を要する者も含む
 0：上記以外

（正門由久，永田雅章，ほか：脳血管障害のリハビリテーションにおけるADL評価—Barthel indexを用いて—．総合リハ 1989；17（9）：670より）

ここがポイント ADL評価の場合，装具・自助具などを用いて自力達成できる場合は自立とする．

3
フィジカルアセスメントに必要な検査の基礎知識

3-1 画像検査

- 本項では，骨関節領域におけるX線，CT，骨シンチグラフィ，MRI，超音波の特徴について述べる．
- それぞれの検査の目的（どのような情報を得るのか）および対象となる疾患（どの疾患にどの検査が特に有用であるか）を理解することが重要である．

X線

- 骨病変の診断に最も有効であり，簡便に施行できる利点がある．
- 骨はX線非透過性であるため画像上は白く描出されるが，部位によって濃淡があり，正常と異常の見きわめが重要である．
- X線像で空隙に見える部位にもX線透過性の構造物（椎間板や関節軟骨，半月板など）が存在する．

正常な膝関節（正面）X線像

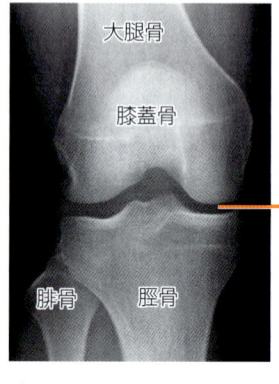

（大腿骨，膝蓋骨，腓骨，脛骨）

関節裂隙
間隙に見えるが，実際は半月板や関節軟骨などのX線透過性構造物が存在する（p.43参照）

●骨折時

- 骨折により皮質骨の連続性が絶たれると，ずれ（転位）を生じる．
- 脊椎椎体骨折では椎体が潰れた形状（椎体圧潰）をとることが多い．

椎体圧潰（骨粗鬆症の腰椎〈側面〉X線像）

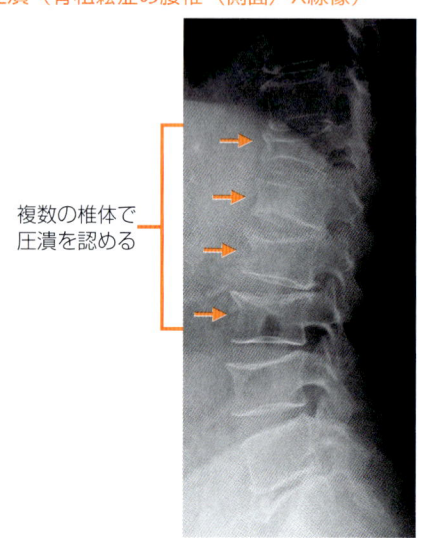

複数の椎体で圧潰を認める

●変性時

- X線透過性構造物である関節軟骨が摩耗すると，X線像では関節裂隙の狭小化を生じる．
- 同様に椎間板が変性すると，脊椎椎体間の椎間板腔の狭小化を生じる．
- 骨粗鬆症では，海綿骨骨梁の減少が描出される．

変形性膝関節症（正面）X線像

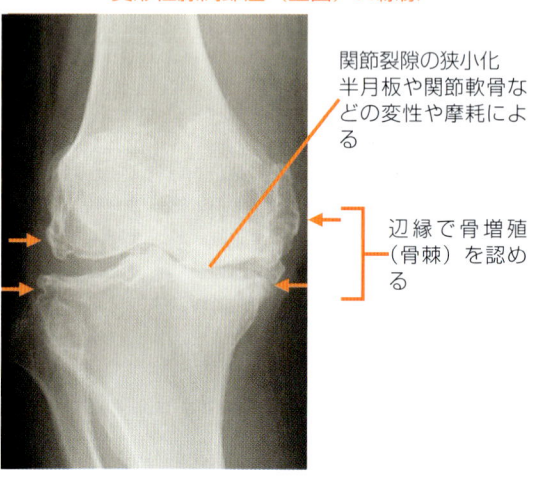

関節裂隙の狭小化
半月板や関節軟骨などの変性や摩耗による

辺縁で骨増殖（骨棘）を認める

●炎症・腫瘍

- 骨髄炎の場合，発症後数日間はX線上に変化を認めない．急性期では皮質骨や海綿骨の破壊により透亮像（X線透過性が亢進し，黒く見える領域）を呈するが，慢性期では反応性の骨硬化像（X線透過性が低下し，白く見える領域）を生じる．また，X線透過性である骨膜が反応性に多彩な像を呈するようになる（骨膜反応）．
- 骨腫瘍のX線所見は，骨髄炎と類似の透亮像，硬化像，骨膜反応を呈することが多く，鑑別には詳細な病歴聴取やほかの画像診断，血液検査，生検などの生体検査が必要となることが多い．

大腿骨骨肉腫（正面）X線像

皮質骨は破壊され，本来X線透過性である骨膜が毛羽立ったように見える（骨膜反応）

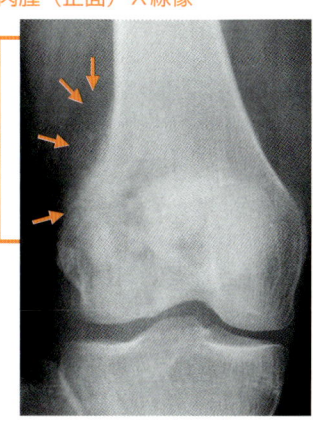

関節造影・脊髄造影など

- MRI撮影技術の進歩により施行頻度は減少してきているものの，動態撮影（関節や脊柱を動かした位置での撮影）が可能な点が長所である．
- 関節造影は関節腔内に造影剤を注入し，X線非透過性の関節内構造物を描出する方法である．関節唇や関節包，半月板の損傷による造影剤の漏出・断裂部への造影剤流入により診断する．
- 脊髄造影はくも膜下腔に造影剤を注入する．硬膜内腫瘍の描出，硬膜外腫瘍や椎間板ヘルニアなどによる硬膜管の外部からの圧迫の描出，脊柱管狭窄による硬膜管の狭小化などの描出に関する情報が得られる．
- 複数椎間にわたる椎間板ヘルニアでは，椎間板造影や神経根造影を行い，責任高位（どの椎間板や神経根が症状の原因になっているか）の把握のために行う場合がある．

股関節造影

関節腔
実際はX線像での関節裂隙よりも狭いことがわかる

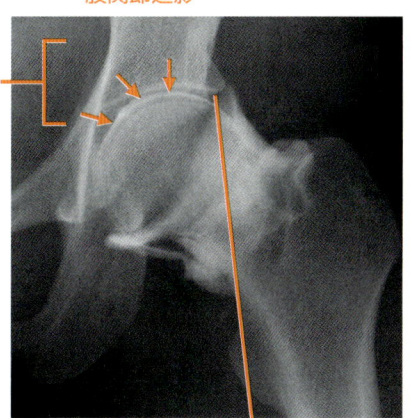

関節唇
X線像では描出できない関節内構造物

脊髄造影

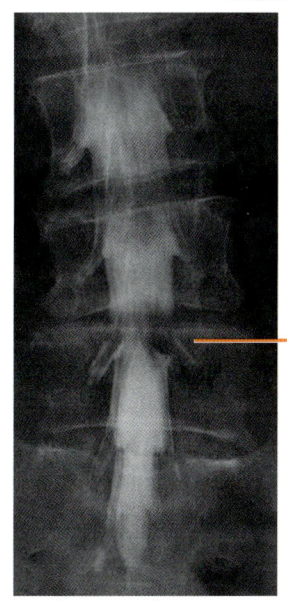

椎間板ヘルニアにより神経根が圧迫され，描出が不良となっている

3-1

骨シンチグラフィ

- ビスホスホネート製剤が骨組織へ速やかに取り込まれる性質を利用し，テクネチウムの放射線同位体でラベルをしたビスホスホネート製剤を静注して約3時間後に撮影する．
- 溶骨および造骨の骨代謝回転が亢進している場合は，その部位に集積する．骨腫瘍，骨髄炎，骨折で集積を認める．全身骨のスクリーニングに適している．

前立腺がん多発骨転移症例の骨シンチグラフィ

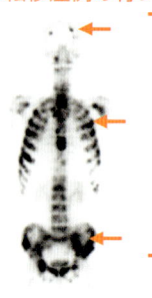

肋骨や骨盤，頭蓋骨などに集積を認め，多発骨転移の像を呈している

CT

- X線撮影は簡便であるものの，骨と骨の重なりや撮影時の肢位により，微小な骨病変の描出が困難となる場合がある．MRIは軟部組織や骨髄内の信号変化の描出に優れているが，骨折を含む皮質骨の変化はCTのほうがとらえやすい．
- 撮影機器の進歩により，薄いスライス厚（0.5～1.0mm）で撮影した多くの画像を立体的に再構築した3次元CT（3D-CT）像を得ることが可能となり，治療方針に反映されるようになった．3D-CTは画面上で任意の方向に回転させることが可能で，骨折部位や転位の方向の把握に有用である．

大腿骨頸部骨折の3D-CT像

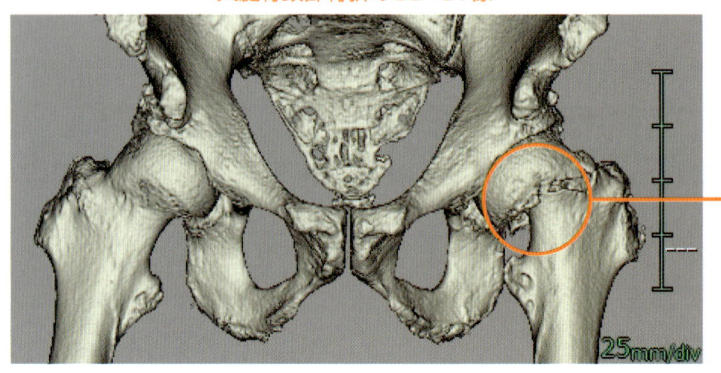

左大腿骨頸部に骨折線を認める

MRI

骨自体，特に皮質骨の病変をとらえることは困難であり，高価な撮影機器と撮影時間の長さ，金属存在下でのアーチファクトなどが短所にあげられるが，非侵襲性で放射線被曝がなく，軟部組織のコントラストがCTより優れているため，多くの運動器疾患に対して使用される．

●主な骨関節構成組織のMRI所見

	高信号（白い像）	等信号（灰色の像）	低信号（黒い像）
T1強調像	脂肪，海綿骨	関節軟骨，末梢神経，筋肉	腱，靱帯，線維軟骨，脳脊髄液，関節液，皮質骨
T2強調像	脳脊髄液，関節液，脂肪，海綿骨	関節軟骨，末梢神経，筋肉	腱，靱帯，線維軟骨，皮質骨

●関節疾患

関節疾患においては，関節包，関節唇，半月板，靱帯の損傷および関節軟骨の変性や菲薄化の描出に用いられる．

膝関節（骨端線閉鎖以前の症例）のMRI*

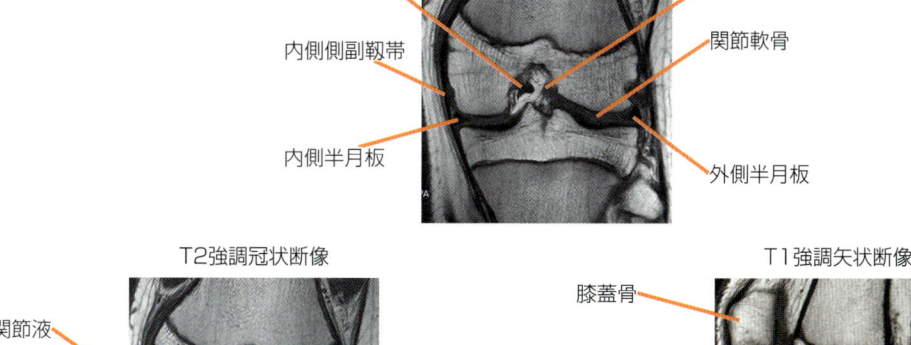

T1強調冠状断像
- 後十字靱帯
- 前十字靱帯
- 内側側副靱帯
- 関節軟骨
- 内側半月板
- 外側半月板

T2強調冠状断像
- 関節液
- 骨端線

T1強調矢状断像
- 膝蓋骨
- 前十字靱帯
- 関節軟骨
- 後十字靱帯

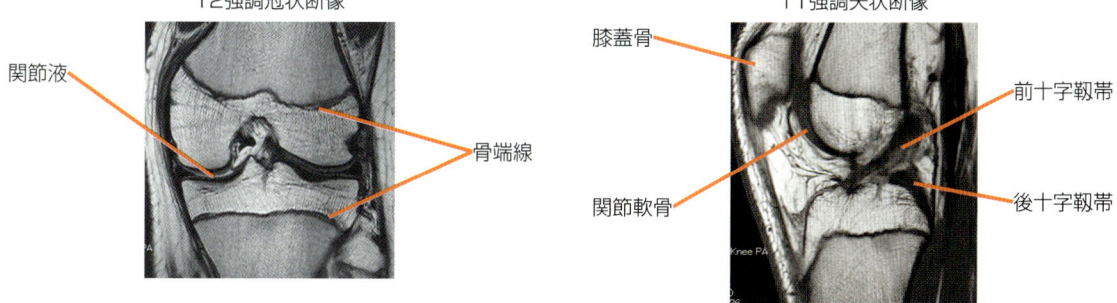

*3像とも靱帯および半月板は低信号，関節軟骨はやや高信号である．

3-1

●脊椎脊髄疾患

- 脊椎脊髄疾患においては，脊髄，神経根の損傷や圧迫，脊柱管の管外からの圧迫因子，椎間板変性や突出の描出などに用いられる．
- 椎体と椎体の間にある椎間板は正常な場合，T1強調像で等信号，T2強調像で高信号である．T2強調横断像は，椎体の後方に高信号を呈する硬膜管があり，両側の椎間孔は広く保たれている．
- 腰椎椎間板ヘルニアの場合，椎間板の変性により，T2強調像で低信号となり，後方への突出を認める．T2強調横断像では，椎間板の後方突出により硬膜管の圧迫を認める．

正常な腰椎のMRI

T1強調矢状断像 — 椎間板（等信号），腹部大動脈

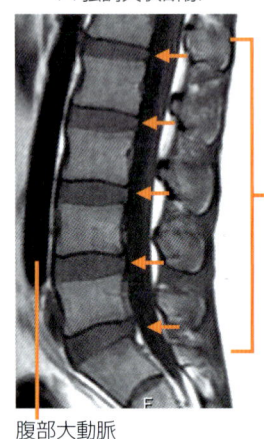

T2強調矢状断像 — 椎間板（高信号）

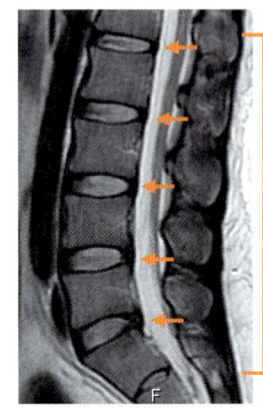

T2強調横断像 — 椎間孔，硬膜管

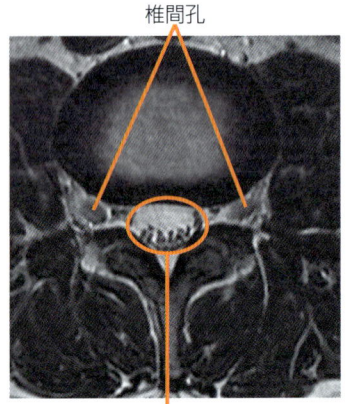

椎間板ヘルニアの腰椎のMRI

T2強調矢状断像 — 椎間板は後方へ突出し，低信号となっている

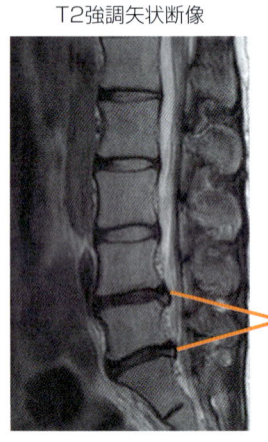

T2強調横断像 — 硬膜管の圧迫

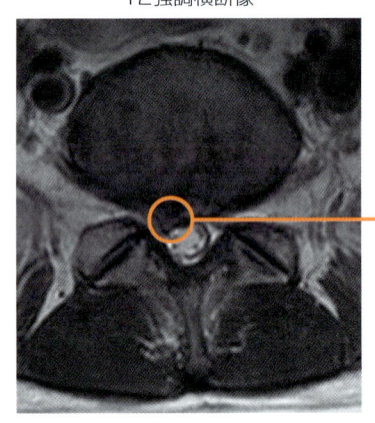

3章　フィジカルアセスメントに必要な検査の基礎知識——画像検査

●炎症や腫瘍

- 炎症や腫瘍においては，局在（深さ，神経血管との位置関係）や病変の広がり，質的診断などに用いられる．
- 多くの軟部腫瘍は，T1強調像で低信号，T2強調像で高信号を呈する．
- 太い神経に生じた神経鞘腫では，神経と腫瘍との連続性を認める場合がある．

上腕神経鞘腫のMRI

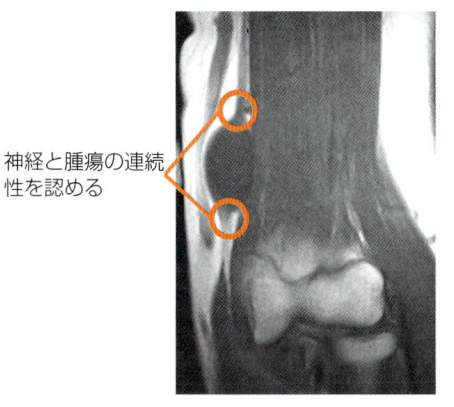

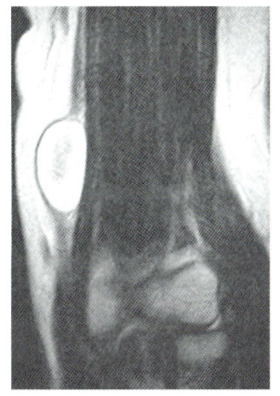

T1強調冠状断像　　　T2強調冠状断像

神経と腫瘍の連続性を認める

超音波

- 装置のデジタル化や，体表のスキャンに適した高周波プローブ（10MHz以上）の開発により運動器疾患における超音波装置の有用性が高まっている．
- 分解能はCTで0.5mm，MRIで0.8mm程度であるのに対し，高周波超音波で0.2mmであり，微細構造の描出に優れている．
- 放射線被曝もなく，装置も比較的簡便で診察室内において検査可能であり，動態撮影が可能な点が長所にあげられるが，超音波は骨表面で反射するため，皮質骨より深層の変化はとらえることは困難である．

手関節掌側の神経鞘腫

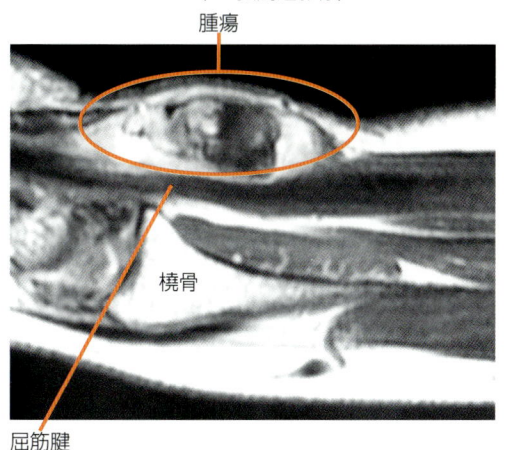

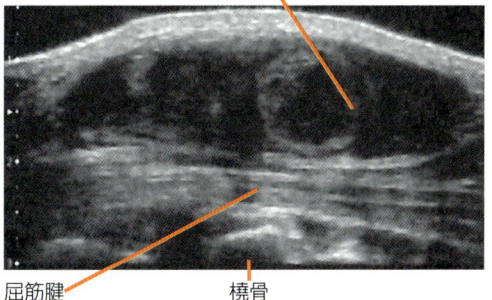

MRI（T1強調造影像）　　　　　　　　　　　超音波像

腫瘍

腫瘍
手指屈筋腱よりも浅層に存在し，一部高エコー域を含む低エコーの境界が明瞭

橈骨

屈筋腱

屈筋腱　　橈骨
超音波は骨表面で反射するため，橈骨表面は高エコーを呈している

3-2 検体検査

- 本項では運動器疾患および代謝性骨疾患における，骨代謝マーカーをはじめとする各種血液検査，関節液検査，脳脊髄液検査および，代謝性骨疾患に関連の深い画像検査である骨塩定量検査について述べる．
- 検査データの解釈および予想される病態について理解することが重要である．

骨代謝マーカー

- 骨は常に新陳代謝を繰り返しており，骨吸収と骨形成が同時に行われている（骨リモデリング）．骨リモデリングは主に，破骨細胞による骨吸収と骨芽細胞による骨形成で行われ，これらの細胞のはたらきをホルモンやサイトカインが調節している．
- 骨代謝マーカーは骨吸収マーカーと骨形成マーカーに大別され，代謝性骨疾患の診断，骨量減少の予測，治療薬剤の選択，治療効果判定に用いられる．

骨吸収マーカー

- 破骨細胞による骨吸収を反映するもので，骨基質の分解産物を測定するもの，破骨細胞の活性を直接測定するものなどがある．
- NTX（I型コラーゲン架橋N-テロペプチド），CTX（I型コラーゲン架橋C-テロペプチド），ICTP（I型コラーゲンC-テロペプチド），DPD（デオキシピリジノリン）：骨吸収により，骨基質蛋白の90％以上を占めるI型コラーゲン分子が分解され，そのN末端部分を含む断片（NTX）とC末端部分を含む断片（CTX，ICTP），コラーゲン分子同士をつなぐ架橋部分（DPD）が生じる．この分解産物を血清中あるいは尿中で測定することにより，骨吸収亢進の程度を知ることができる．
- TRACP-5b（骨型酒石酸抵抗性酸フォスファターゼ）：破骨細胞に存在する酵素で，破骨細胞活性を反映する．前述のI型コラーゲン分解産物測定値には日内変動（朝に上昇し，午後に低下する）があり，尿を検体とする場合は尿中クレアチニンでの補正を要するため，変動幅は大きくなる傾向にあるのに対し，TRACP-5bは日内変動が少なく，食事や腎機能の影響を受けにくい．

コラーゲン分子模式図

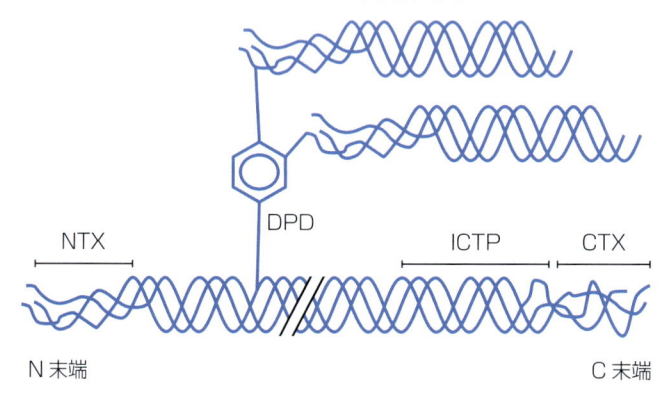

骨を構成するコラーゲンはI型コラーゲンであり，コラーゲン蛋白で構成される3本のコラーゲン鎖がより合わさった構造をとる．骨吸収に伴いコラーゲン分子は，N末端部分を含む断片（NTX）とC末端部分を含む断片（CTX，ICTP）およびコラーゲン鎖を結ぶ架橋部分（DPD）に分解される

骨形成マーカー

- 骨芽細胞による骨形成を反映するもので，骨基質の合成産物を測定するもの，骨芽細胞の活性を直接測定するものなどがある．
- P1NP（I型コラーゲンN-プロペプチド），P1CP（I型コラーゲンC-プロペプチド）：I型コラーゲンは，前駆体のプロコラーゲン分子から両端のプロペプチドが切断されることにより，コラーゲン線維形成が開始される．N末端のプロペプチドであるPINP，C末端のプロペプチドであるPICPは，代謝産物測定による骨形成の指標である．
- BAP（骨型アルカリフォスファターゼ），OC（オステオカルシン），ucOC（低カルボキシル化オステオカルシン）：BAPは，骨芽細胞および骨芽細胞前駆細胞より産生される骨基質形成に関与する酵素である．OCおよびucOCは，成熟骨芽細胞より産生される骨基質蛋白であり，ucOCは骨形成に必須であるビタミンKの不足により生じるカルシウムを骨に蓄積させる作用をもたない非活性型のOCである．

コラーゲンの合成

プロコラーゲン分子（コラーゲンの前駆体）

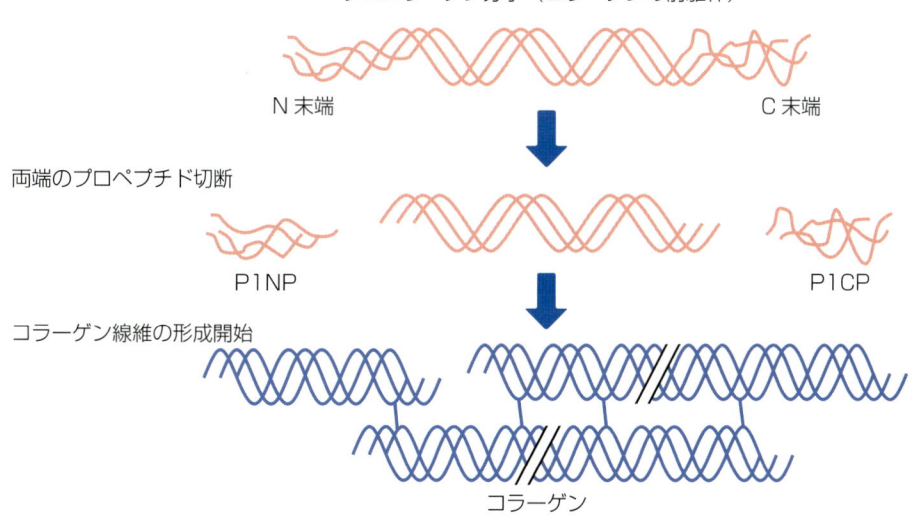

N末端　　　　　　　　　　　　　　　C末端

↓

両端のプロペプチド切断

P1NP　　　　　　　　　　　　　　　P1CP

↓

コラーゲン線維の形成開始

コラーゲン

コラーゲン分子はプロコラーゲンがより合わさって構成されるが，この過程において，プロコラーゲン分子の末端に存在するプロペプチド（P1NP，P1CP）が切り離される．切り離されたプロペプチドは骨形成の指標となる

骨塩定量検査

- 単純X線写真を用いる方法，超音波を用いる方法，X線の吸収率を測定する方法，CTを用いる方法などがある．ここでは現在の主流であるX線の吸収率を測定する方法のうち，DEXA（二重エネルギーX線吸収測定）法について述べる．
- X線は硬いものに当たると吸収される性質があり，DEXA法はエネルギーの異なる2種類のX線を照射し，エネルギーの減衰度から骨塩量（g）を測定する原理である．腰椎，大腿骨頸部，橈骨遠位などで測定し，測定部位の面積（cm^2）を計測することにより骨密度（g/cm^2）が得られる．
- 成人女性の腰椎骨密度の平均値は約1g/cm^{2}であり，20～44歳の平均値（若年成人平均値；YAM）と比較して骨量減少や骨粗鬆症の診断を行う．
- YAMに対して80％未満を骨量減少，70％未満を骨粗鬆症とし，骨代謝マーカーなどによる原因や病態の把握をしたうえで治療方針を選択する．

3-2

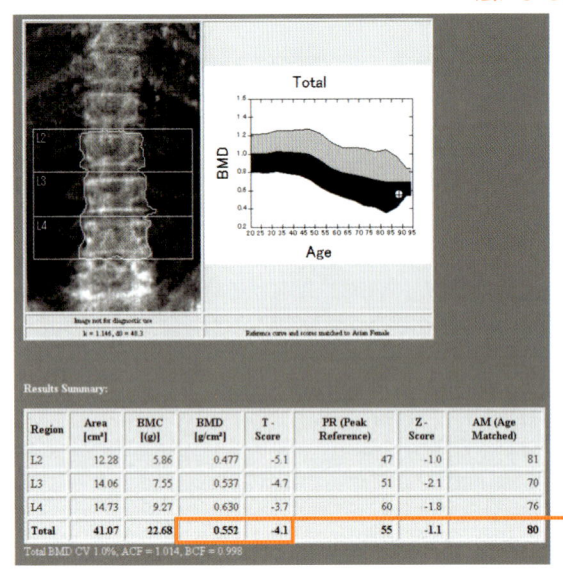

DEXA法による腰椎骨密度測定

第2〜4腰椎の骨密度は平均値で0.552g/cm²である．若年者骨密度平均値との比較で求められるT-scoreは－4.1SD（標準偏差）のため，骨粗鬆症と診断される

関節液検査

- 関節液は，関節腔内の関節包内面に存在する滑膜により産生される．正常時は淡黄色の粘稠性に富む液体である．関節の滑らかな運動を維持するための滑剤としての役割と，栄養血管をもたない関節軟骨への栄養供給の役割を担う．
- 関節液の量は，大関節である膝関節においても約2〜4mL程度であるが，炎症により水腫を生じたり，関節内骨折や靱帯損傷により血腫を生じたりする．
- 滑膜炎により関節液の産生が亢進し水腫を生じる．
- 関節液検査は，関節穿刺により得られた関節液の検査によって，滑膜炎をきたす疾患の鑑別を行う．

関節液（変形性膝関節症：左，化膿性膝関節炎：右）

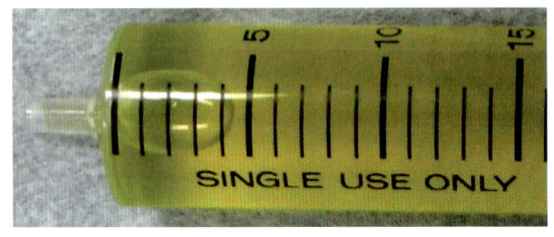

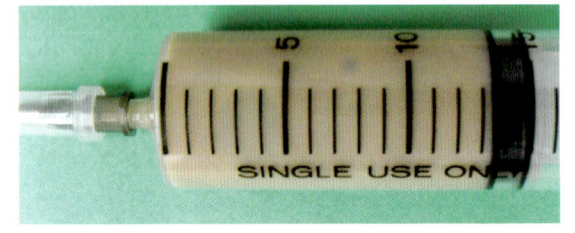

関節液は変形性膝関節症において淡黄色透明であり，化膿性膝関節炎において混濁した黄色〜茶褐色である

●関節液の性状

	正常	非炎症性 （変形性関節症など）	炎症性 （関節リウマチなど）	化膿性 （化膿性関節炎など）
量（膝関節）	ほとんど吸引不可	数mL	数mL～数十mL	数mL～数十mL
粘稠度	高粘稠	高粘稠	低粘稠	低粘稠
色調	無色～帯黄色	淡黄色	黄色	黄色
透明度	透明	透明	半透明～混濁	混濁
白血球数（/mm^3）	200以下	200～2,000	200～75,000	100,000以上
好中球の比率	25％以下	25％以下	50％以上	85％以上

（豊島良太：関節液の検査．井上　一，ほか，編：整形外科の検査・診断法（新図説臨床整形外科講座　第1巻）．メジカルビュー社：1995．p.142より）

脳脊髄液検査

- 脳脊髄液は脳室の脈絡膜より産生され，脊柱管内ではくも膜下腔に流入し，成人で約150mL存在する．
- 脳脊髄液検査の異常をきたす疾患は，神経内科領域あるいは小児科領域の疾患が多くみられるが，その詳細は成書に譲り，ここでは採取手技と検査項目について述べる．
- 脳脊髄液の採取は，腰椎穿刺による方法が一般的であり，整形外科領域では単独で行われることは少なく，脊椎脊髄疾患に対する脊髄造影の際に行われることが多い．
- 患者には，側臥位で膝を抱えて腰部を背側に突き出すような姿勢を取ってもらう．刺入部位を中心にポビドンヨード（イソジン®）消毒の後，22～23Gの穿刺針でL3/4またはL4/5棘間より穿刺する．くも膜下腔に針が到達すると，正常例では無色透明の髄液が流出する．
- マノメーターを接続し，脳脊髄圧を測定する．正常液圧は70～180mmH$_2$Oである．髄液一般検査用と，目的に応じて数mLずつ採取する（細菌検査用など）．

●髄液の性状

	正常	ウイルス性髄膜炎	細菌性髄膜炎	結核性髄膜炎
液圧	70～180mmH$_2$O	↑	↑↑↑	↑↑
色調	無色透明	透明	混濁	透明
細胞数（/mm^3）	5個以下	↑	1,000以上	200～500
主な細胞	単核球	単核球	多核白血球	単核球
蛋白（mg/dL）	15～45	↑	100＜	100～500
糖（mg/dL）	50～80	ほぼ正常	↓↓	↓↓

3-2

脊髄造影における腰椎穿刺

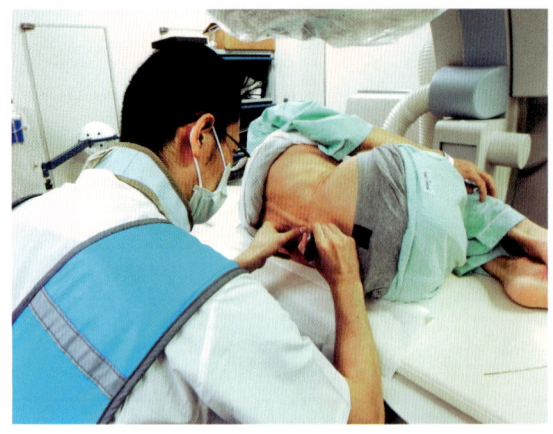

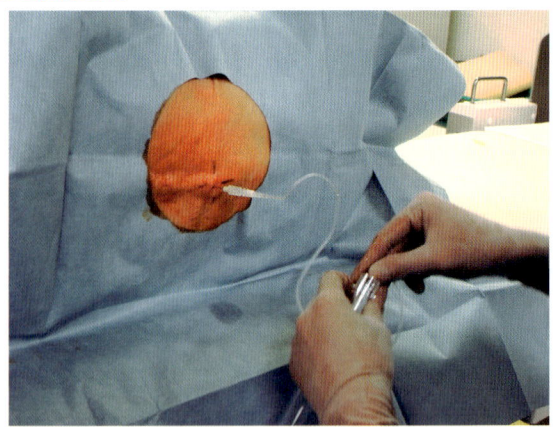

X線透視台上で側臥位をとってもらい，腰椎棘突起を触知して穿刺棘間をマーキングする．くも膜下腔を穿刺し髄液の流出を確認，髄液圧を測定後に髄液を採取する．脊髄造影では引き続き造影剤をくも膜下腔に注入する

3-3 生体検査

本項では運動器疾患における電気生理学的検査,および骨軟部腫瘍における組織採取手技,病理組織学的診断について述べる.

神経伝導検査

- 末梢神経障害に対する代表的な電気生理学的検査である.運動神経伝導速度(MCV)と感覚神経伝導速度(SCV)がある.
- 神経伝導速度(NCV)に影響を与える因子として皮膚温と年齢がある.NCVは,1℃の体温低下で1.5～2.5m/s遅延する.また,神経が細い新生児NCVは成人の半分の速度であり,5歳程度で成人と同様になる.加齢による変化は,30～40歳代以降より遅延を認め,60歳代で約10％の遅延を認める.
- NCVの低下は末梢神経の脱髄や軸索変性によって生じ,整形外科領域では手根管症候群,肘部管症候群(p.73参照)などの絞扼性末梢神経障害や,腕神経叢損傷などの末梢神経損傷において認められる.
- MCVは,運動神経の神経幹を近位部と遠位部の2か所で別々に刺激し,末端の支配筋より筋活動電位(M波)を導出し測定する.潜時の差と2点間の距離よりMCV(m/s)が得られる.上肢末梢神経で45～65m/s,下肢末梢神経で40～60m/sが正常値である.
- SCVには,神経の中枢側から刺激し,末梢側からインパルスを記録する方法(逆行性)と,末梢の知覚神経終末に刺激を与え中枢側で記録する方法(順行性)があるが,振幅が大きく導出しやすいため,逆行性で行う場合が多い.純粋な感覚神経を刺激(順行性の場合)あるいは導出(逆行性の場合)するため,上肢では指神経,下肢では腓腹神経が主に用いられる.上肢末梢神経で35～58m/s,下肢末梢神経で33～47m/sが正常値である.

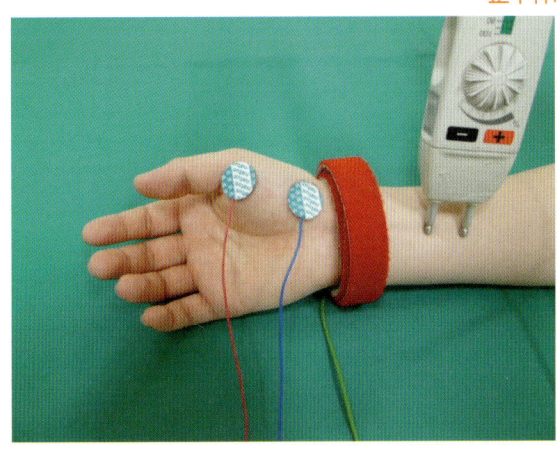

正中神経MCV

母指球筋に記録電極,手関節にアースを置き,前腕で正中神経を刺激する.肘関節前面でも同様に刺激し,肘関節および手関節間の距離および潜時の差から伝導速度が得られる

筋電図検査

- 筋線維が興奮する際に生じる電位を記録したもので,記録電極は主に針電極と表面電極が用いられる.
- 表面筋電図は,神経筋疾患で生じる不随意運動の補助診断として主に施行される.
- 針筋電図は,整形外科領域では主に,筋力低下や筋萎縮を認める例に対して神経原性か筋原性によるものかを鑑別するために行われる.
- 針筋電図の測定項目は,安静時・軽度収縮時・最大収縮時における,波形,持続時間,振幅などである.

3-3

- 刺入時の異常電位にはミオトニー電位があり，異常な高頻度放電および放電頻度の漸減をきたす．電気信号を音に変換すると，スピーカーからは急降下爆撃音と表現される特徴的な音が聞こえる．筋線維の緊張が高まった筋原性疾患の病的状態であり，筋緊張性ジストロフィーに特徴的である．
- 安静時の異常電位には線維自発電位と陽性鋭波があり，いずれも下位運動ニューロン以下の脱神経所見である．放電頻度2～20Hz程度の，屋根に雨垂れが落ちる音で表現される．
- 弱収縮時には，運動単位電位（MUP）について，振幅，持続時間，波形を評価する．正常の場合，持続時間が2～10msec，振幅が数百μV～数mVである．神経原性変化による脱神経状態に続く再生が完成すると，一つの運動単位が支配する筋線維数が増加するため，振幅は増大，持続時間は延長，波形は多相化する．筋原性変化では個々の運動単位の支配する筋線維が減るため，振幅は減少，持続時間は短縮する．
- 最大収縮時には多数の運動単位が参加するため，多数のMUPが重なった波形を呈する（干渉波）．この干渉波の評価を行う．神経原性変化では，運動単位数の減少により，干渉が不十分な高振幅電位となり，持続時間は延長する．筋原性疾患では運動単位数は変わらないため，低振幅で持続時間の短い干渉波が生じる．

針筋電図（正常筋電図）

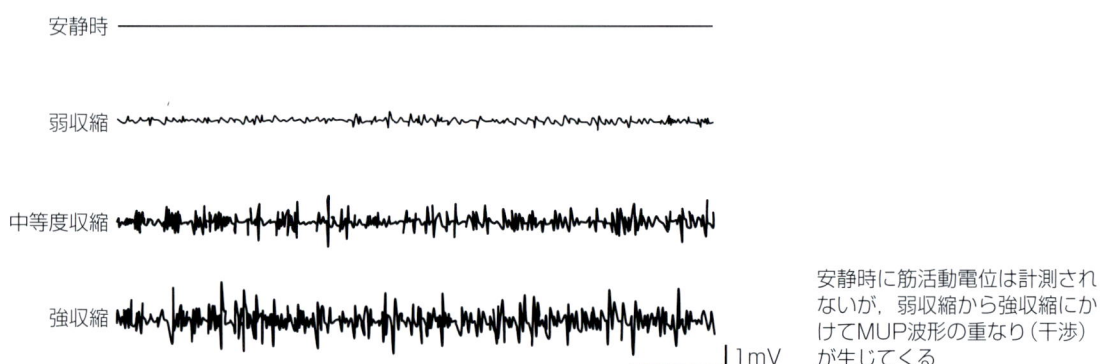

安静時に筋活動電位は計測されないが，弱収縮から強収縮にかけてMUP波形の重なり（干渉）が生じてくる

ミオトニー電位（挿入時の異常電位）

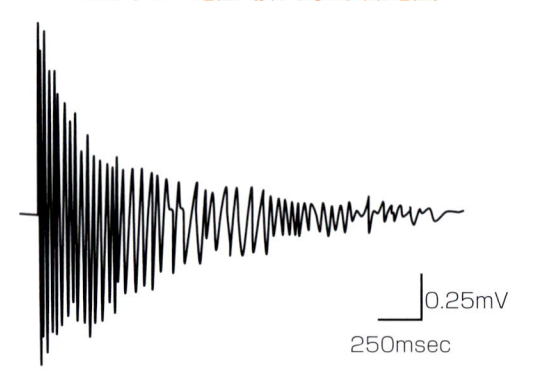

1つのMUP波形

高頻度かつ高振幅の放電であり，時間の経過とともに放電頻度および振幅の減少をきたす

正常の場合，持続時間が2～10msec，振幅が数百μV～数mVである

3章　フィジカルアセスメントに必要な検査の基礎知識——生体検査

生検

- 骨軟部腫瘍は，骨，軟骨，神経，血管など，間葉系組織由来の腫瘍の総称である．大まかな分類でも数十種類にわたり，詳細な組織型を合わせると数百種類にわたる．
- 画像診断の進歩した今日においても，典型的画像を示す一部の骨軟部腫瘍以外は，画像所見のみで診断を下すことは困難であり，生検による組織診断をもとにした，治療方針の決定が必要である．
- 骨軟部腫瘍の生検には，皮膚を2cm程度切開して腫瘍に至る切開生検と，経皮的に生検針を刺入して採取する針生検とに大別される．

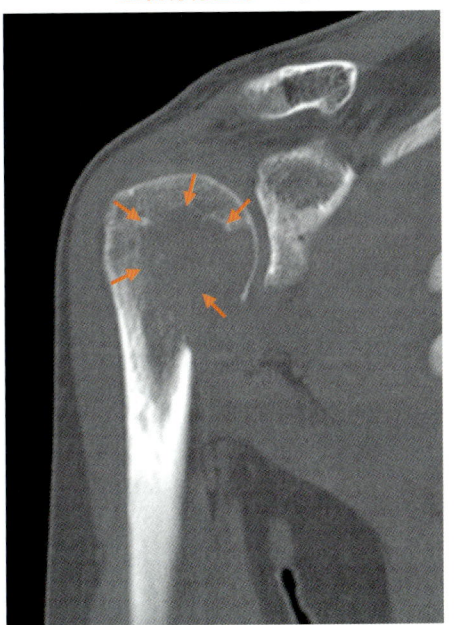

- 大きな骨外腫瘤を有している場合は針生検でも可能であるが，骨腫瘍の生検では主に切開生検を行う．X線透視下に1～2cm程度の皮膚切開位置のマーキングをする．皮下の展開は最小限とし，最短距離で骨表面に達し骨孔を開け，組織を採取する．ドレーンは留置しないことが望ましい．
- 軟部腫瘍においては，主に生検針を用いた針生検を行う．ただし，生検針と比べ腫瘍が小さい場合，腫瘍をたたくことにより放散痛（Tinel様徴候）が生じる場合（神経損傷の可能性がある），前腕など神経血管に近接している場合には切開生検を行う．
- 軟部腫瘍の生検に際しては，生検部が腫瘍細胞に汚染されるため，悪性軟部腫瘍（軟部肉腫）の場合は皮膚を含めた生検部の切除が必要になる．このため皮切線が体軸に直行しないようにする（汚染される筋が増える）という点と，針生検においては，針を深く刺入しすぎないようにする点が重要である．

上腕骨骨腫瘍の生検

CTで骨破壊を認める

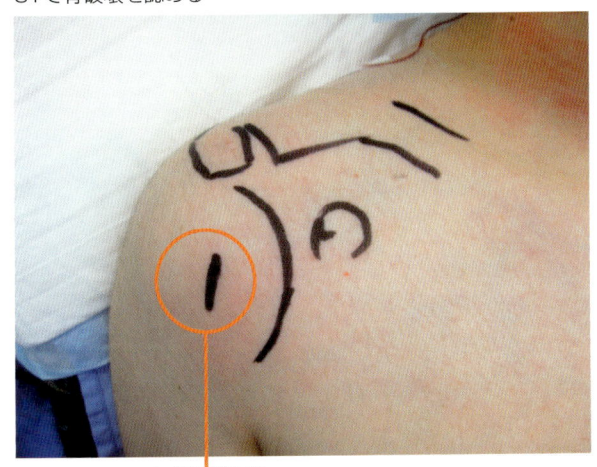

皮膚切開位置
X線透視下にて生検部位を確認しマーキングを行う

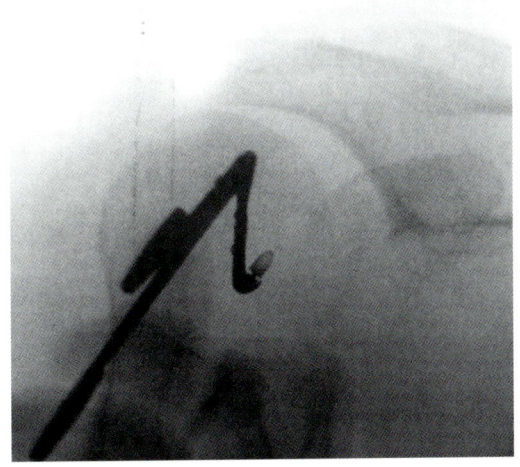

X線透視下にて鉗子を病変部に挿入し組織採取を行う

53

3-3

生検針

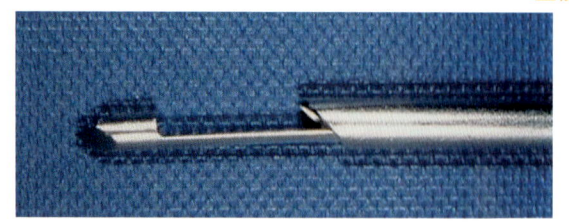

14GのTru-Cut型生検針の先端部

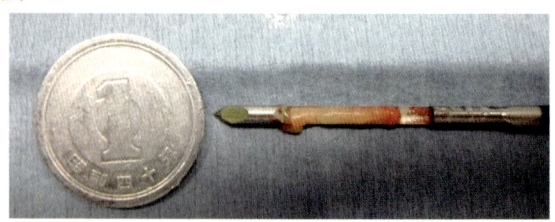

採取された脂肪腫

皮膚切開の方向

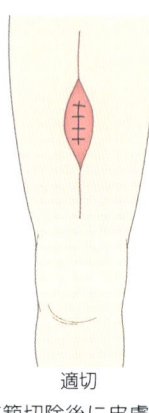

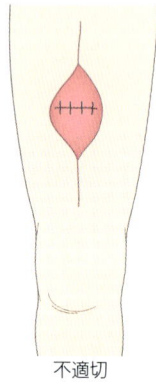

適切 / 不適切

広範切除後に皮膚や軟部組織の再建が容易な四肢長軸に沿って入れることが重要である

針生検時の注意点

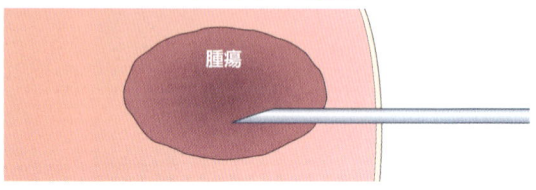

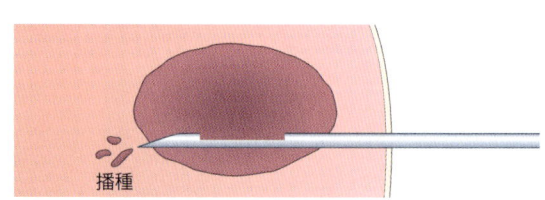

腫瘍に対し針を深く入れすぎると腫瘍を深部へ播種することとなる

（日本整形外科学会，監：第5章生検による診断　Clinical Question 2　生検の注意点は．軟部腫瘍診療ガイドライン2012．南江堂；2012．p.59-61より）

ここがポイント
生検の皮膚切開は体軸と平行にして行う．体軸と直交するような皮膚切開の場合は，腫瘍切除時の組織欠損（皮膚，筋肉）が大きくなり機能障害をきたす．また，生検針を深く刺入しすぎると，腫瘍細胞が付着した針先端部による汚染をきたす．

4

代表疾患のフィジカルアセスメント

4-1 肩，上腕

肩関節の骨折（上腕骨近位端骨折）

上腕骨近位端は4つの解剖学的部分からなり，それぞれの境界部で骨折しやすく，外科頸，大および小結節，解剖頸骨折を呈することが多い．

障害部位

●上腕骨近位端（解剖学的4part）
- 大結節
- 骨頭
- 小結節
- 骨幹端（頸部）

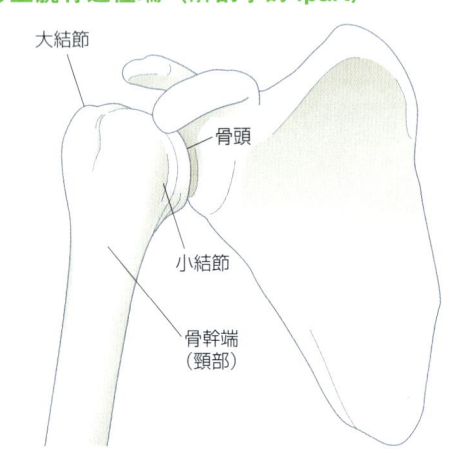

●代表的な骨折型
- 解剖頸骨折
- 大結節骨折
- 外科頸骨折
- 小結節骨折

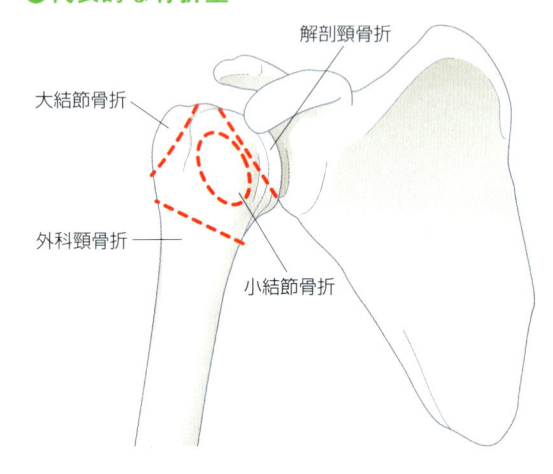

●骨折線の程度で評価

	骨折箇所	例
2-part骨折	1か所	●骨幹端部骨折のみ→外科頸骨折 ●大結節骨折のみ→大結節骨折
3-part骨折	2か所	骨幹端＋大結節の骨折→外科頸＋大結節骨折
4-part骨折	3か所	解剖頸＋大結節＋小結節の骨折→解剖頸骨折＋大結節骨折＋小結節骨折

(Neer CS：Four-segment classification of proximal humeral fractures：purpose and reliable use. J Shoulder Elbow Surg 2002；11：389-400より)

4章 代表疾患のフィジカルアセスメント──肩，上腕

● 上腕骨外科頸骨折（2-part骨折，X線像）

治療前

頸部で骨幹端径が1/2以上転位している

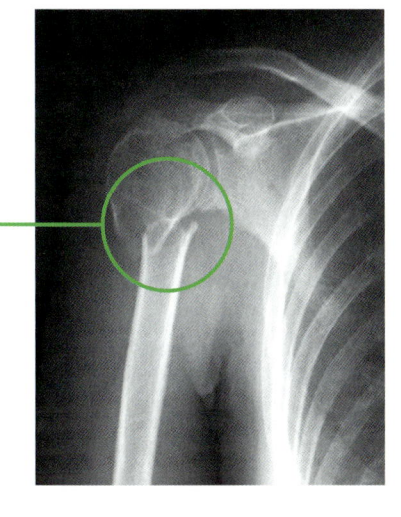

骨接合術（プレート固定）後

良好に骨癒合している

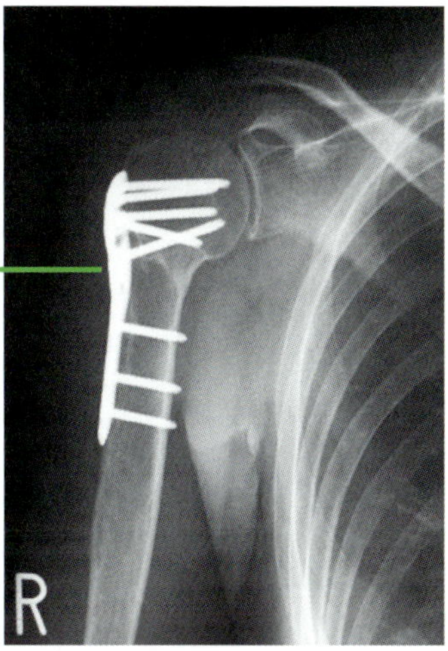

● 上腕骨大結節骨折（2-part骨折）

治療前（左：X線像，右：3D-CT像）

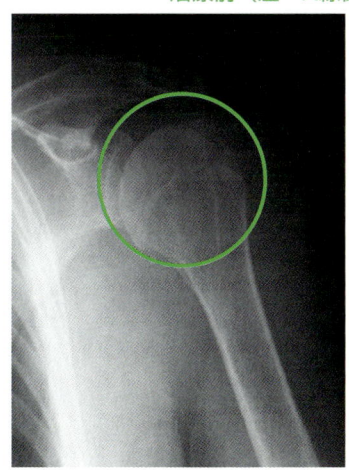

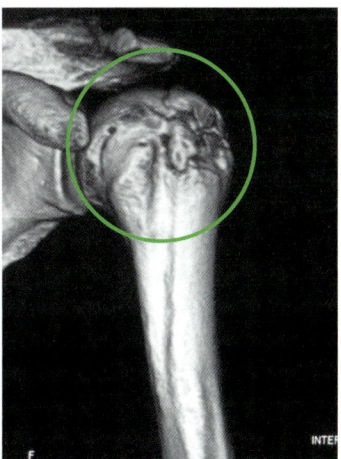

大結節は頭内側へ転位している

骨接合術後（X線像）

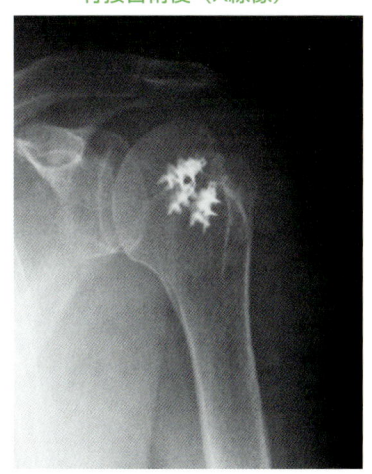

骨片が小さいためスーチャーアンカーを用いて施行

4-1

●骨頭外反型骨折（3-part骨折，X線像）

治療前

解剖頸と大結節で骨折し，骨頭が著明に外反している

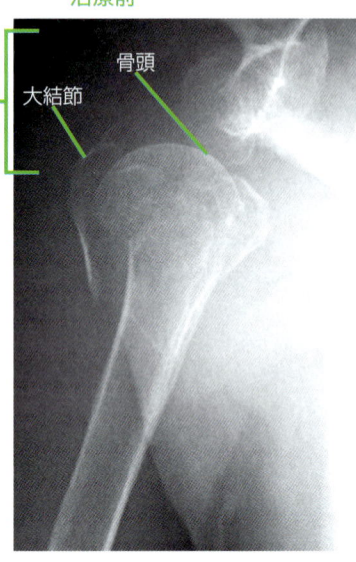

骨頭
大結節

骨接合術（プレート固定）後

外反した骨頭は整復され，骨頭壊死も認めない

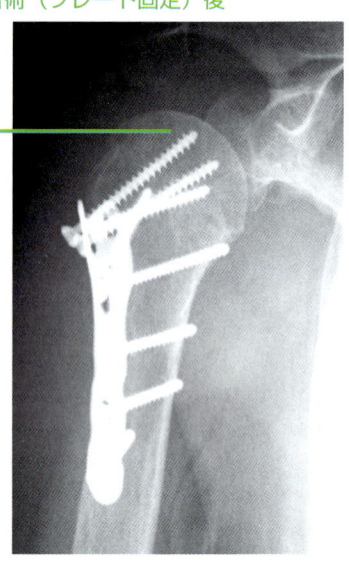

主な検査

- 単純X線，CTにて骨折型と転位の程度をしっかり認識する．
- 血液生化学的検査で貧血の有無や肝機能障害，腎機能障害などの有無を調べる．
- 手指の運動知覚，血流障害などがないかを確認する．

主な治療

- 2または3-part骨折は，プレートや髄内釘を用いた骨接合術を施行し，徐々に肩の可動域練習を開始する．
- 3または4-part骨折は，血流障害により上腕骨頭壊死の可能性が高いため，人工骨頭置換を行う（p.64参照）．

管理のポイント

- 手術創部の腫脹，発赤，熱感のほかに，手指の運動障害，知覚障害，血流障害について注意深く観察する．
- 高齢者では三角巾固定によるバランス感覚の障害に伴う転倒に注意する．

4章 代表疾患のフィジカルアセスメント――肩，上腕

肩関節の脱臼（反復性肩関節脱臼）

前方脱臼が圧倒的に多く，後方脱臼，上方脱臼，下方（垂直）脱臼はまれである．

障害部位

- 肩関節の前方安定化機構（前方への脱臼を防ぐためのはたらき）として，下関節上腕靱帯（IGHL）のanterior bandが重要である．
- 前方脱臼はこのanterior bandが破綻することにより引き起こされ，IGHLの破綻は多くの場合，肩甲骨関節窩側で起こり，これをBankart損傷とよぶ．
- 関節唇が関節窩から剥離されることで，骨頭の制動作用が損なわれて脱臼する．

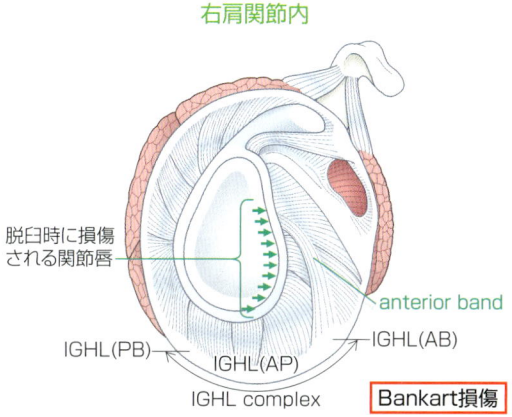

右肩関節内

脱臼時に損傷される関節唇
anterior band
IGHL(PB)
IGHL(AP)
IGHL(AB)
IGHL complex
Bankart損傷

（井樋栄二：肩の機能解剖と病態．米田 稔，編：整形外科関節鏡マニュアル 肩関節鏡．メジカルビュー社；1999.p.19を改変）

● 右肩甲骨関節窩から剥離した前下方関節唇（後方鏡視像）

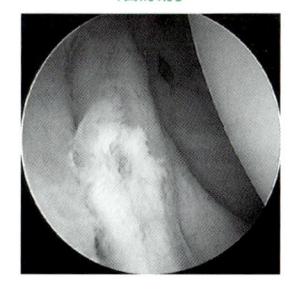

治療前　　　　　　　　　　関節唇を整復固定（Bankart修復）後

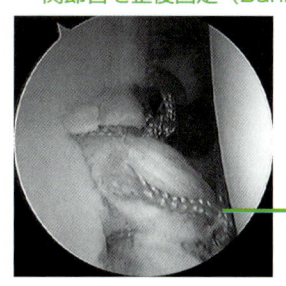

スーチャーアンカーを用いて関節唇を修復

主な検査

単純X線，CTにて肩甲骨関節窩の骨欠損（骨性Bankart損傷）やHill-Sachs損傷（脱臼時，肩甲骨関節窩を乗り越える際に生じる上腕骨骨頭後外側部の骨欠損）の有無と程度を確認する．

主な治療

直視下または関節鏡視下で肩甲骨関節窩から剥離損傷した関節唇を，スーチャーアンカーを用いて修復固定する（Bankart修復術）．

管理のポイント

修復部が安定するまで術後6週間は下垂位内旋位に保持し，徐々に外転・外旋運動を開始するため，更衣動作や清拭時の外転・外旋に注意する．

4-1

鎖骨骨折

- 骨折部位は，おおよそ鎖骨中央部（1/3）が80％，外側（1/3）が15％，内側（1/3）が5％である．
- 中央部骨折の場合，転位のない症例は保存的治療でよいが，転位のある症例は変形治癒や癒合不全の可能性があるため，開放（複雑）骨折や神経血管損傷があり緊急性を要する症例以外でも手術が勧められる．
- 外側端骨折の場合，烏口鎖骨靱帯損傷を伴い転位が大きい症例は，手術適応である．

障害部位

●鎖骨中央部骨折（X線像）

治療前：著明に転位して第3骨片も認める

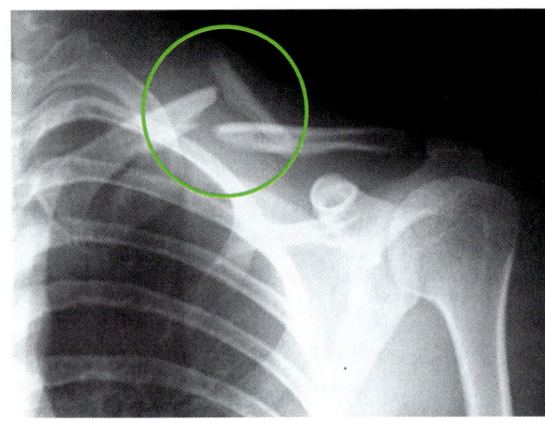

骨接合術（プレート固定）後：良好に骨癒合している

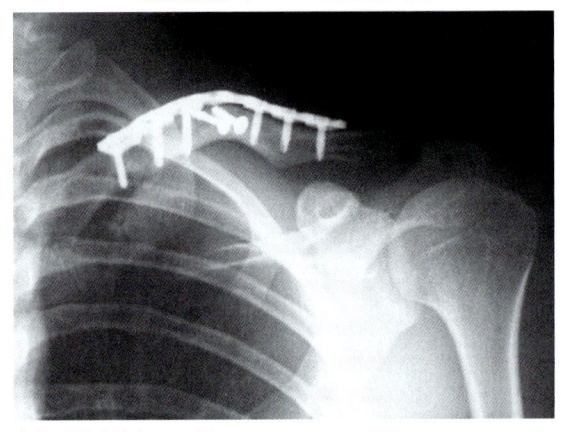

●右鎖骨外側端骨折（X線像）

治療前：烏口鎖骨靱帯が断裂し著明に転位している

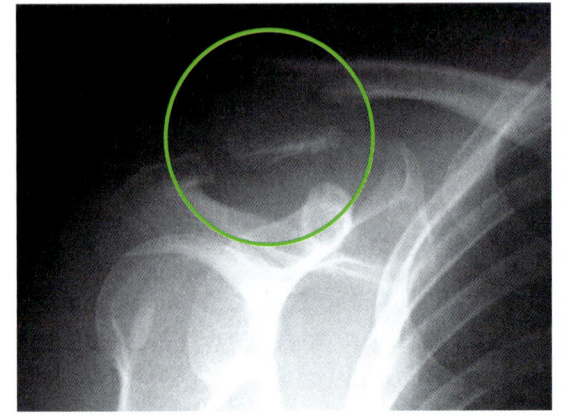

骨接合術（プレート固定）後

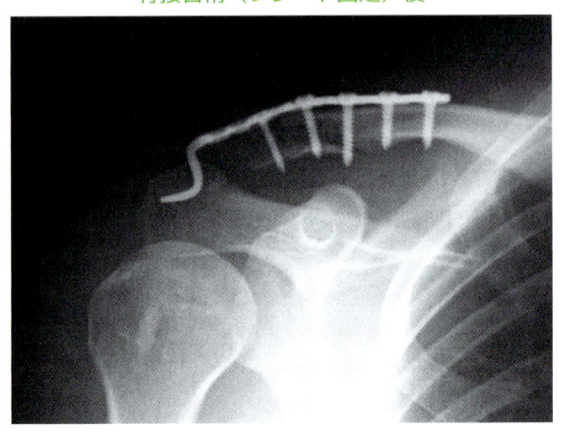

●左鎖骨内側端骨折

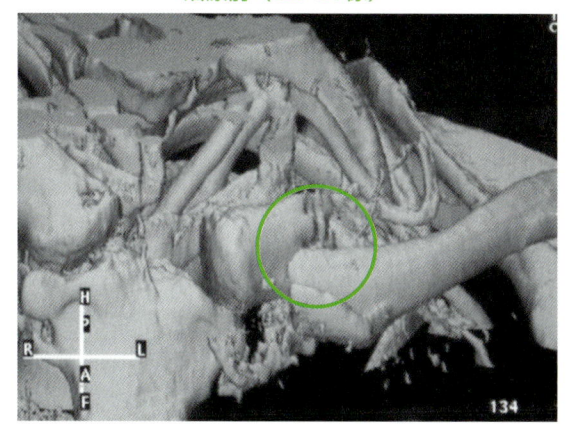

治療前（3D-CT像）　　　骨接合術（プレート固定）後（X線像）

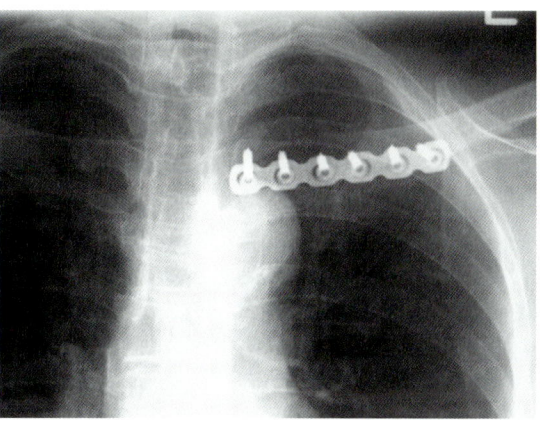

主な検査

単純X線，CTにて骨折部位と転位の程度をしっかり認識する．特に内側端骨折は，胸鎖関節脱臼との鑑別が難しいためCTは必須である．

主な治療

- 開放骨折や神経血管損傷のある鎖骨骨折は，早期の手術が必要である．
- 転位のある鎖骨中央部骨折では，手術療法のほうが変形治癒や癒合不全が少ない．

管理のポイント

術後早期の挙上は，骨折部に捻りを生じさせるため制限する．

4-1

肩甲骨骨折

- 骨折部位により，烏口突起骨折，関節窩骨折，頸部骨折，肩甲棘骨折，体部骨折，肩峰骨折に分類される．
- 手術適応となるのは関節窩骨折が最も多く，上腕骨骨頭の前方脱臼に伴って起こりやすい．前下縁が損傷され，骨頭が前方脱臼しやすくなるため，整復固定術を要する．

障害部位

●右肩甲骨前面
- 烏口突起骨折
- 関節窩骨折
- 頸部骨折

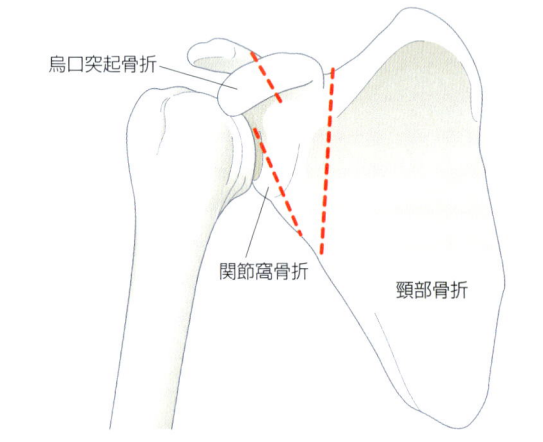

●右肩甲骨後面
- 肩甲棘骨折
- 肩峰骨折
- 体部骨折

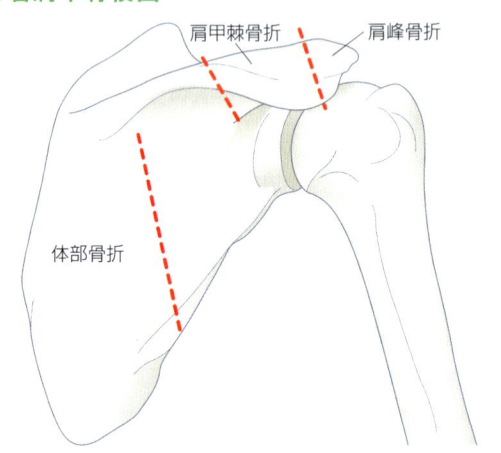

●肩甲骨関節窩骨折

治療前（左：X線像，中央・右：3D-CT像）

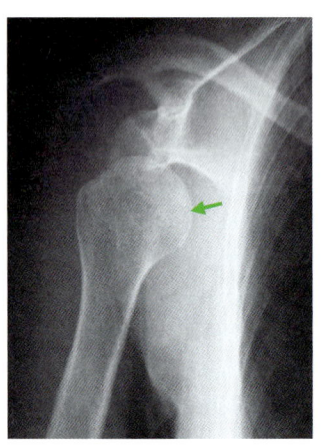

骨頭は脱臼位にある 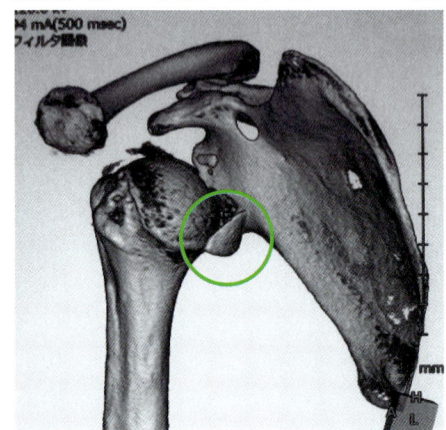 ／ 肩甲骨関節窩骨折を認める 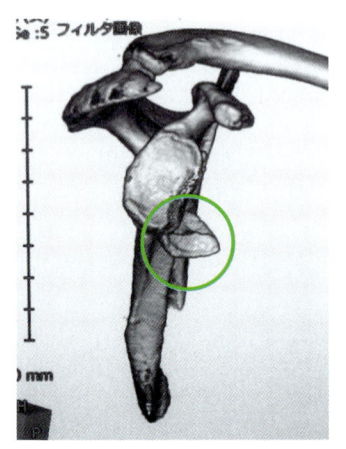 ／ 前下方が骨折転位

骨接合術後（X線像）

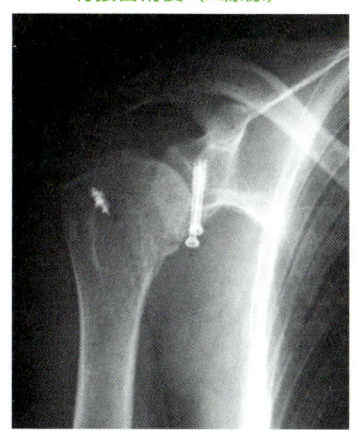

スクリュー2本で整復固定し，骨頭の脱臼位も改善

主な検査

- 単純X線，CTにて骨折部位と転位の程度をしっかり認識する．
- 肋骨骨折や血気胸など多発外傷を伴っていることがあるため，見逃さないようにする．

主な治療

関節腋窩骨折，烏口突起骨折，肩峰骨折は，変形治癒や癒合不全に至ると，機能障害を残すため手術を要する．

管理のポイント

手術創部の腫脹，発赤，熱感のほかに，手指の運動障害，知覚障害，血流障害について注意深く観察する．

4-1

人工骨頭置換術

- 上腕骨近位端骨折で粉砕の強い3または4-part骨折により，骨頭壊死になる可能性の高い症例や関節リウマチ，外傷などにより骨頭の圧潰した症例が適応である．
- 転位した大・小結節を整復固定して，骨癒合を得られるかにより術後の肩関節機能の回復が左右される．

障害部位

●上腕骨近位端4-part骨折

治療前（左：X線像，右：3D-CT像）　　人工骨頭置換術後

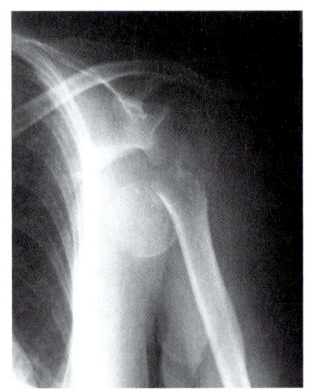

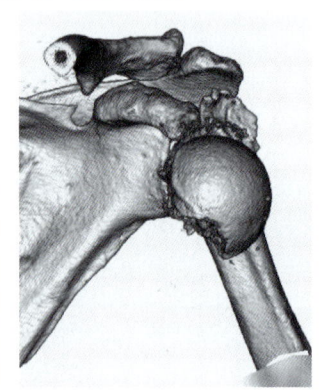

上腕骨頭は前方へ脱臼　　大・小結節ともに骨癒合

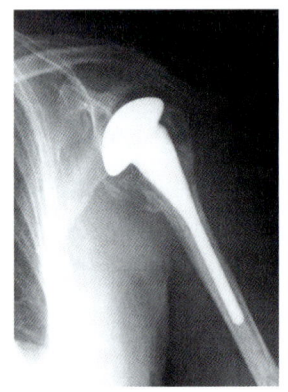

●上腕骨近位端3-part骨折（X線像）

治療前　　骨接合術後

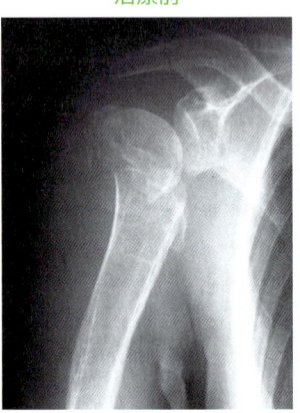

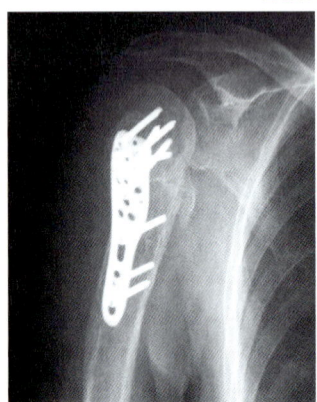

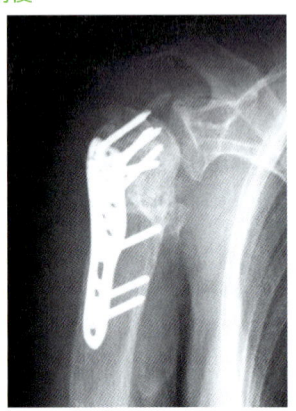

骨頭壊死により圧潰したため，スクリューが穿破している

主な検査

- 単純X線，CTにて骨折部位と程度をしっかり認識する．
- 上腕骨頭が脱臼を呈する症例では，腕神経叢の圧迫により手指の運動障害や知覚障害，血流障害を伴うことがあるため，術前によく観察する必要がある．

主な治療

骨頭を置換して大結節と小結節を整復固定する．その際，骨頭から採骨した自家骨を十分に骨移植して，両結節の骨癒合を目指さなくてはいけない．そのため，術後3〜4週間後から積極的な肩の可動域練習を開始する．

管理のポイント

手術創部の腫脹，発赤，熱感のほかに，手指の運動障害，知覚障害，血流障害について注意深く観察する．

人工骨頭置換術後（X線像）

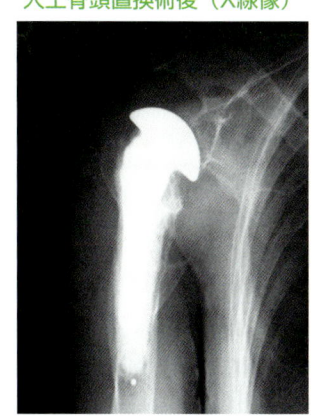

4-1

人工肩関節全置換術

適応は変形性肩関節症や関節リウマチなどにより上腕骨頭が変形し，肩甲骨関節窩の軟骨が1/2以上消失している症例などである．

障害部位

●上腕骨近位端骨折

治療前（左：X線像，右：3D-CT像）　　　人工肩関節全置換術後（X線像）

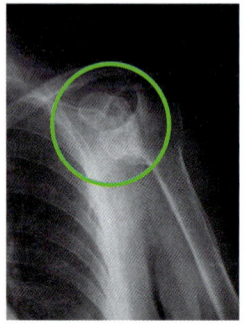

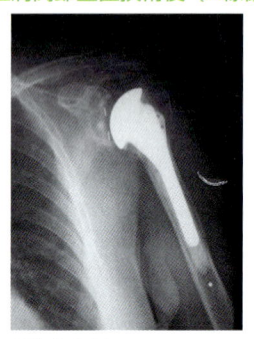

小結節は変形治癒，骨頭は壊死し圧潰 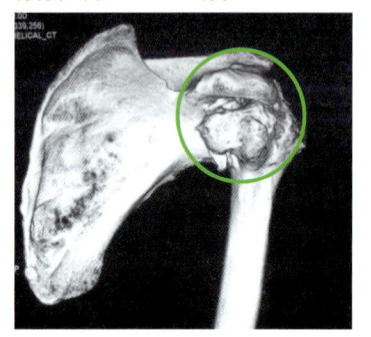　　小結節が変形治癒している　　受傷後26年

●末期変形性肩関節症（X線像）

治療前　　　　　人工肩関節全置換術後

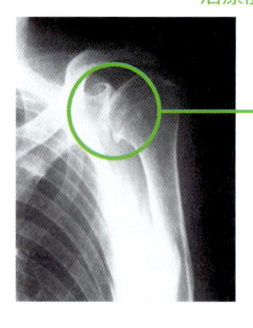

関節腔が消失している

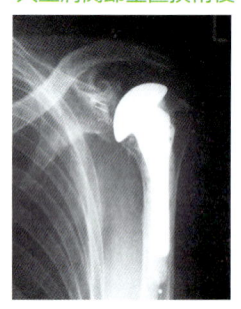

主な検査

- 単純X線，CTにて関節腔の狭小化の程度，骨棘の有無や骨頭上方化の程度を認識する．
- MRIで腱板断裂の有無や脂肪変性の程度を確認する．

主な治療

- 早期に可動域練習を開始する．
- 上腕骨や肩甲骨関節窩のインプラントの緩みの有無を単純X線やCTにて確認する．

管理のポイント

手術創部の腫脹，発赤，熱感のほかに，手指の運動障害，感覚障害，血流異常について注意深く観察する．

4章　代表疾患のフィジカルアセスメント──肩，上腕

上腕骨骨幹部骨折

手術適応は転位のある横骨折，斜骨折で可動性の高い症例である．

障害部位

●右上腕骨骨幹部1/2横骨折（X線像）

治療前　　　　骨接合術（髄内釘固定）を用いた後

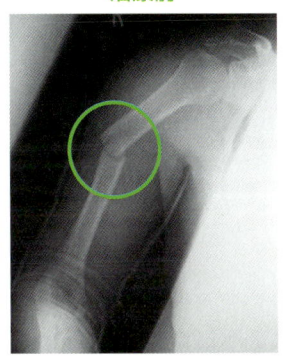

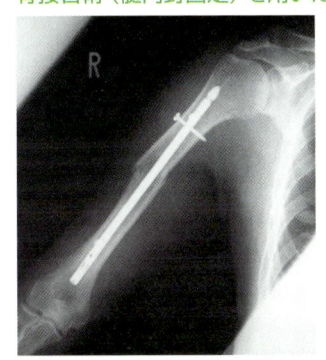

●左上腕骨骨幹部1/2横骨折（X線像）

治療前　　　　骨接合術後

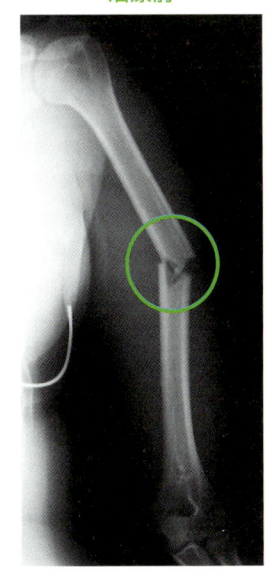

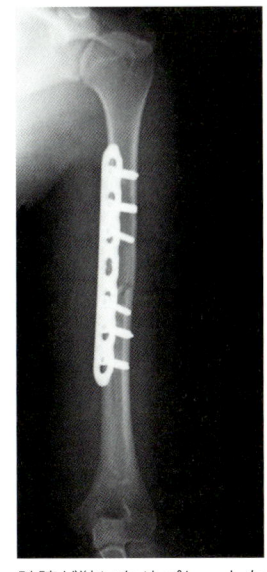

髄腔が狭いためプレートを用いている

主な検査

- 単純X線，CTにて骨折部位と転位の程度をしっかり認識する．
- 上腕骨骨幹部骨折では，骨折部背側から外側，さらに腹側を走行する橈骨神経が圧排されることがまれにあるため，手指の伸展や手関節の背屈などの運動障害，手指の背側の知覚障害を十分に確認する必要がある．

主な治療

術後早期は三角巾にて固定するが，可及的に肩関節や肘関節の可動域練習を開始して関節可動域の獲得に努める．

管理のポイント

手術創部の腫脹，発赤，熱感のほかに，手指の運動障害，感覚障害，血流異常について注意深く観察する．

4-2 肘，前腕

肘関節周辺の骨折・脱臼

- 骨折・脱臼が生じると骨片間や肘関節が不安定になり，疼痛，腫脹，変形，不安定感，運動制限が生じる．
- 骨折部位に応じた強固な固定，断裂した靱帯を縫合する手術を行い，早期に可動域練習を開始する．早期に開始することで可動域制限と疼痛の少ない肘関節への回復を目指す．
- 受傷時，手術操作により血管損傷や神経障害を合併する場合がある．

障害部位

●肘関節の解剖

肘関節は上腕骨，橈骨，尺骨の3つの骨とそれぞれの骨の間の関節，靱帯から構成されている．

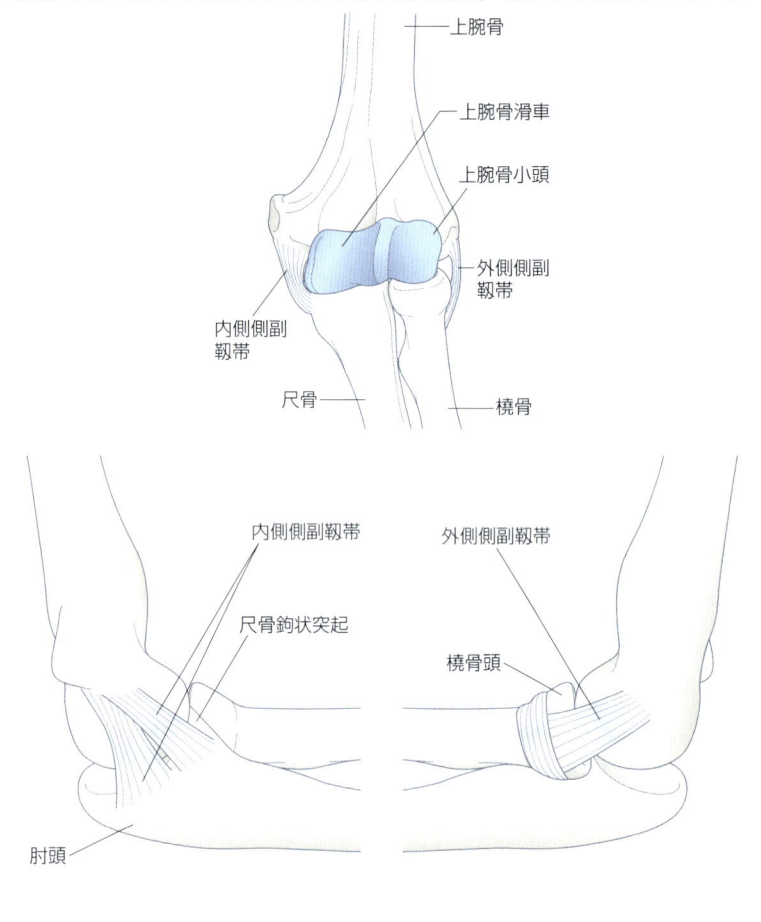

4章　代表疾患のフィジカルアセスメント──肘，前腕

● 上腕骨遠位端関節内粉砕骨折

治療前（左：X線像，右：3D-CT像）　　　スクリュー固定と引き寄せ鋼線締結法による術後（X線像）

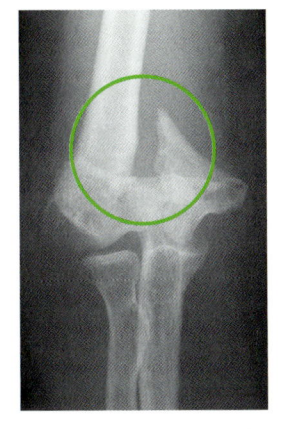

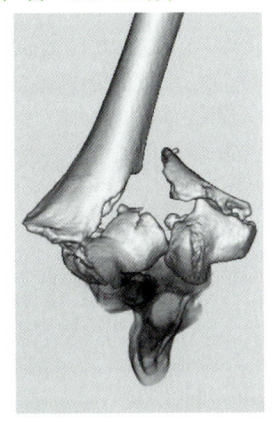

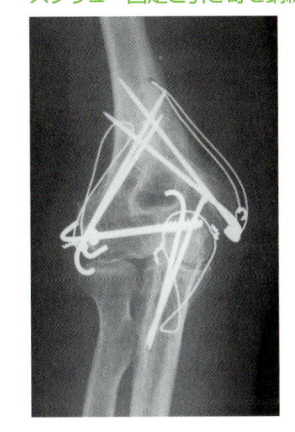

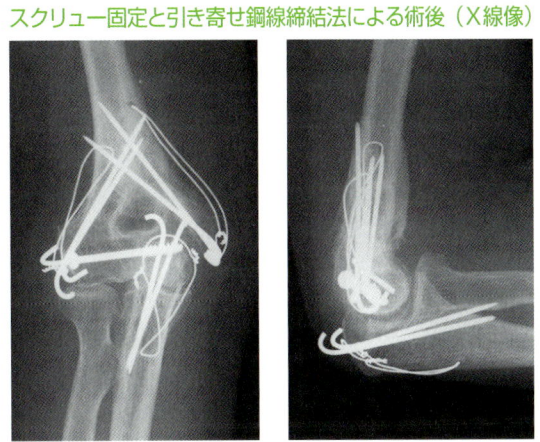

● 肘関節脱臼骨折（橈骨頭骨折，尺骨鉤状突起骨折，内側・外側側副靱帯損傷）

治療前（左：X線像，右：3D-CT像）　　　プレート固定，スクリュー固定，靱帯縫合後（X線像）

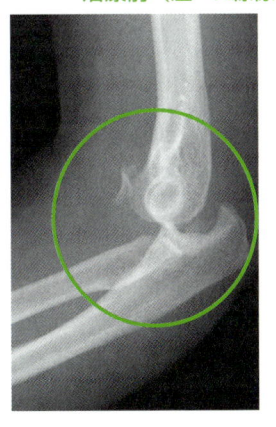

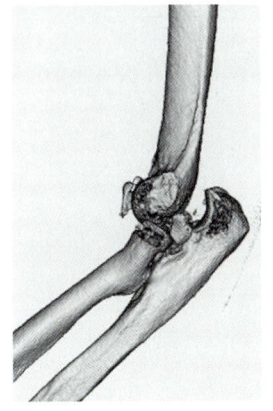

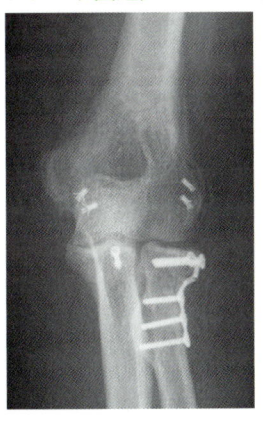

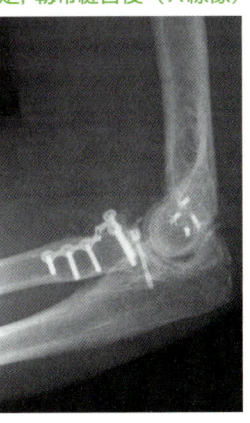

● 上腕骨通顆骨折（X線像）

治療前　　　引き寄せ鋼線締結法による術後

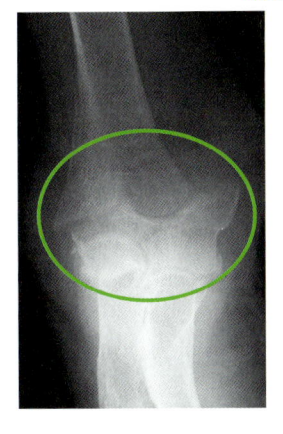

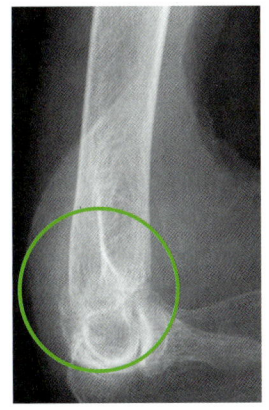

69

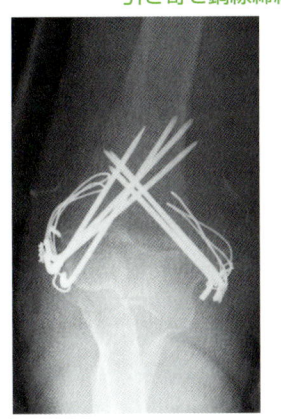

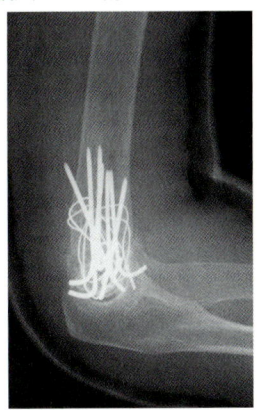

4-2

●肘頭骨折（X線像）

治療前

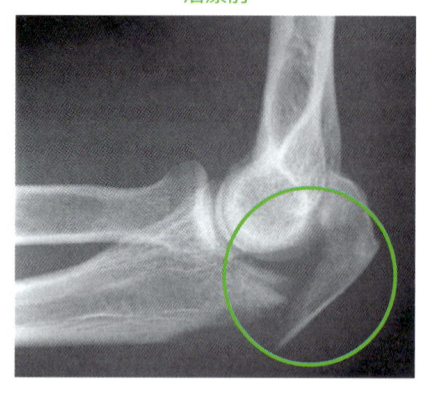

引き寄せ鋼線締結法による術後

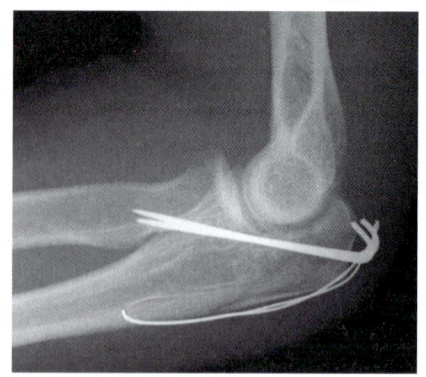

●肘関節脱臼骨折（橈骨頭骨折，尺骨鉤状突起骨折，内側・外側側副靱帯損傷）

術前（左：X線像，中央：ストレス撮影*，右：MRI）

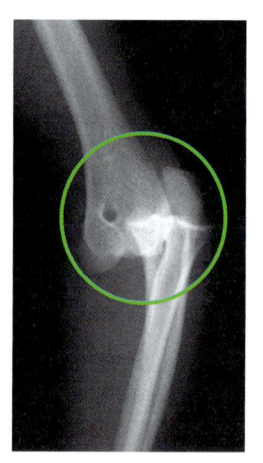

内側側副靱帯損傷による不安定性

外側側副靱帯損傷による不安定性

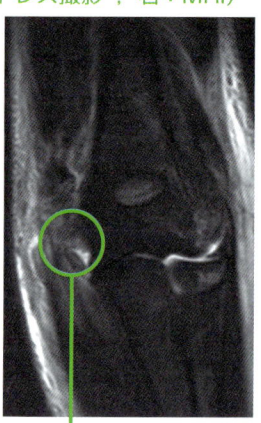

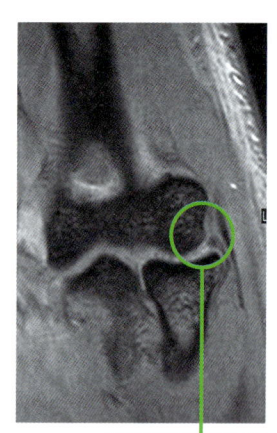

内側側副靱帯損傷

外側側副靱帯損傷

断裂した筋肉と靱帯の縫合後（スーチャーアンカー使用，X線像）

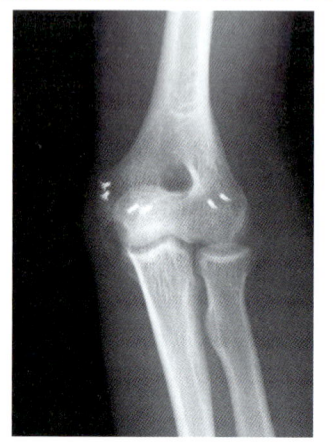

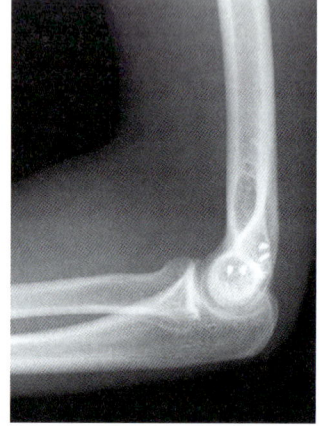

*肘関節に内反・外反ストレスをかけて，内側・外側の関節裂隙の開大をみる検査．

主な検査

- CTでは，骨折状態の詳細な把握に努める．特に，3D-CTは3次元的に骨片の位置や大きさ，数を詳細に把握できる．そのため，術前に骨折の状態をイメージでき，手術がしやすくなる．
- ストレス撮影では，肘関節の不安定性を確認する．
- MRIでは，内側・外側側副靱帯断裂や筋肉損傷の有無が判別できる．
- X線写真では不明瞭な骨折も判別できる．

主な治療

- 転位がない骨折，不安定性のみられない靱帯損傷では，ギプスまたはギプスシーネによる外固定を行う．長期間の外固定により，肘関節の可動域制限が引き起こされるので，実施期間は2〜3週間以内が望ましい．
- 転位のある骨折，不安定性が強く上肢を使うスポーツ選手や肉体労働者の靱帯損傷では手術適応となる．
- 骨折の手術では，できるだけ転位した骨片間，関節面を整復し，内固定する．内固定は材料の進歩で強固な固定が可能になってきている．靱帯損傷に対しては，スーチャーアンカーを断裂部分の骨内に打ち込んで，断裂した靱帯を縫合する．
- 神経血管の損傷を伴う骨折や開放骨折，前腕以下の循環障害が進行した場合は，緊急手術の適応となる．

●術直後の注意

- 受傷後や術後に，血管の損傷や前腕の腫脹の増大で，前腕筋肉の循環障害が生じることがある．循環障害が進行し筋肉が壊死に陥る，いわゆるフォルクマン拘縮となると，治療が困難となり大部分は廃用手となって，完全に機能が回復する見込みはなくなる．
- 前腕の筋肉の循環障害時は，前腕から手・手指の激しい疼痛，手指の色調の蒼白がみられ，知覚異常や運動麻痺が生じる．腫脹も強くなる．手指を他動伸展させると疼痛がさらに増強するようなら，前腕屈筋の循環障害を強く疑う．
- 神経障害でもしびれや疼痛，手指の知覚異常，手指の運動麻痺が生じる．

4-2

管理のポイント

- 術前・術後を通じて患肢を挙上し，できるだけ手指と肩関節の自動運動を促す．疼痛や腫脹のため手指の自動運動ができないようなら，リハビリテーションを早期から開始して，拘縮の予防を図る．
- 外固定を除去後は，肘関節の可動域練習を開始する．
- 異所性骨化：外傷後の肘関節に疼痛を伴う暴力的な他動運動を加えた結果発症する．余剰な骨が形成され，強い可動域制限が生じる．
- 肘関節の可動域制限をきたしやすい要因として，関節内骨折，軟部組織の損傷，不適切な手術や長期間の外固定などがあげられる．

上腕骨通顆骨折後異所性骨化（引き寄せ鋼線締結法による術後X線像）

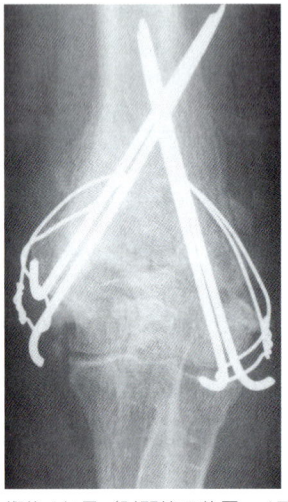

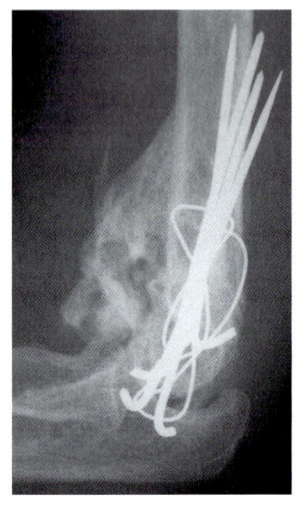

術後4か月（肘関節の伸展−45°，屈曲90°）

肘部管症候群

- 肘関節内側の肘部管で尺骨神経が圧迫，絞扼を受けて生じる尺骨神経麻痺で，壮年の男性に多くみられる．
- 原因として変形性肘関節症，内反肘・外反肘のような肘関節の変形，ガングリオン（主に，関節を発生源とするゼリー状内容物を含む腫瘤），習慣性尺骨神経脱臼，野球や柔道などのスポーツがあげられる．

障害部位

- 変形性肘関節症では，骨棘により尺骨神経が下から押し上げられ，肘関節内側の筋肉間に張っている線維性のバンド直下（肘部管）で尺骨神経が絞扼されて発症することが多い．
- 症状は，小指環指と手の尺側のしびれや疼痛，手の筋力低下や手の変形である．進行例では，手は特徴的なかぎ爪指変形を呈し，第1背側骨間筋の萎縮が目立つようになる．利き手側では箸が使いにくくなる．

変形性肘関節症 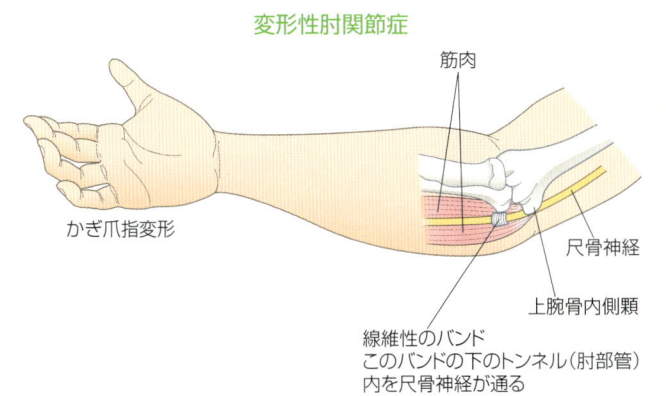
- かぎ爪指変形 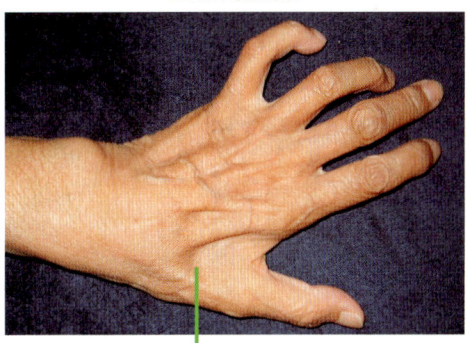
- 筋肉
- 尺骨神経
- 上腕骨内側顆
- 線維性のバンド
- このバンドの下のトンネル（肘部管）内を尺骨神経が通る

かぎ爪指変形
- 第1背側骨間筋の萎縮

主な検査

- X線写真で肘関節の変形，骨棘形成などを確かめておく．
- 神経伝導速度検査では肘部管をはさんで，尺骨神経の伝導速度が遅延する．
- 知覚テストで，小指と環指尺側，手尺側の知覚鈍麻が認められる．
- 徒手筋力検査で手指の外転・内転と小指屈曲の筋力が低下し，患側でピンチ力が低下する．

手指の外転・内転，小指屈曲の筋力の低下
- 手指内転・外転の筋力低下
- 小指屈曲の筋力低下
- 小指環指と手の尺側のしびれ

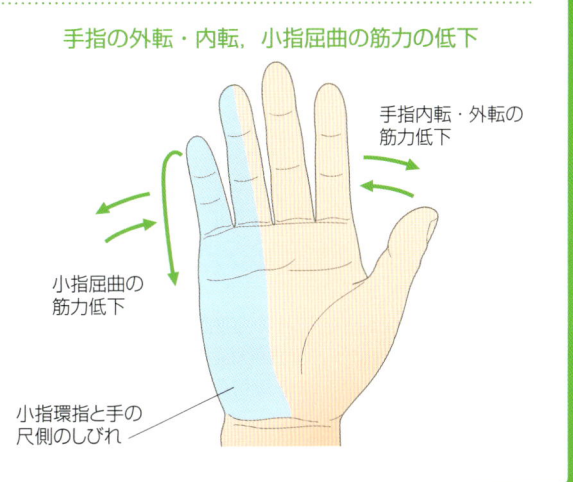

4-2

主な治療

- 軽症で進行しない症例は，経過観察する保存的治療をするが，ほとんどは手術となる．
- 手術では尺骨神経の圧迫を取り除き，尺骨神経を移動させる．変形性肘関節症や尺骨神経の脱臼には線維性のバンドを切離し，上腕骨内側上顆を切除して尺骨神経を前方に移動させる．肘関節の変形を伴う場合や再手術には，尺骨神経の筋層下前方移動術が行われる．ガングリオンがあれば，切除する．
- 手術所見では，尺骨神経の圧迫を受けている絞扼部分は細く扁平化して，その近位側に硬く腫大した偽神経腫が認められる．
- 高度な尺骨神経麻痺を呈する症例には，長母指外転筋腱の1本を長掌筋腱の移植を介して，第1背側骨間筋腱へ移行し，示指外転再建術を行う場合もある．

手術所見

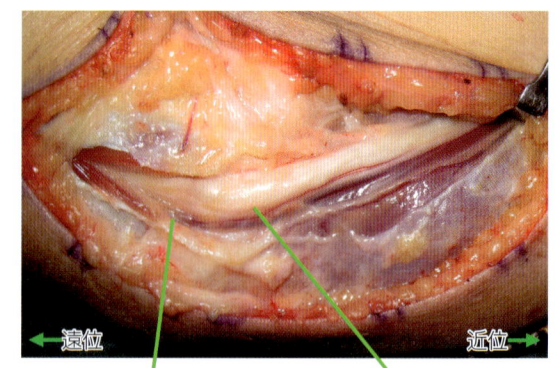

尺骨神経絞扼部分　　　偽神経腫
神経は細く，扁平化している

← 遠位　　　近位 →

● 術直後の注意

術後，出血による血腫で尺骨神経が圧迫されることがあるため，尺骨神経障害の増悪，局所の腫脹に注意する．

示指外転再建術

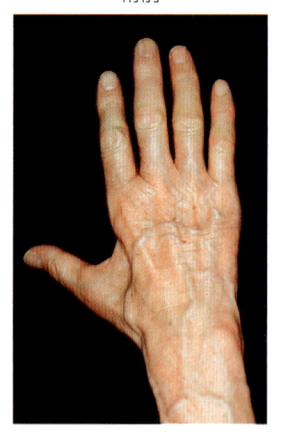

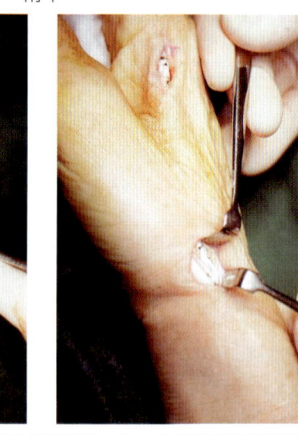

術前　　　術中　　　術後（3年後）

長掌筋腱を移植して長母指外転筋腱の1本を第1背側骨間筋腱へ移行

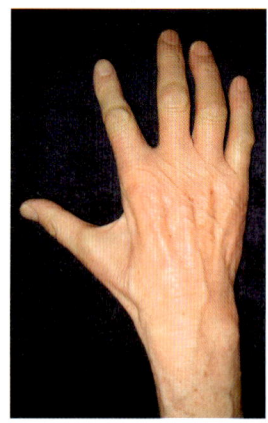

術後3年で示指外転が可能になっている

管理のポイント

- 術後は局所安静の目的でギプスか，ギプスシーネによる外固定をする．腫脹による外固定内の圧迫の有無，外固定の適合性を確認する．
- 外固定の除去後に肘関節の可動域練習を開始するが，可動域制限を生じることは少ない．
- 手術で尺骨神経の圧迫を取り除いても，しびれの消失や筋力の回復，手指変形の改善まではかなりの時間がかかる．特に重症例では年単位の長期間を要するか，回復しないこともある．

4章　代表疾患のフィジカルアセスメント——肘，前腕

前腕の骨折

- 両前腕骨骨折（橈骨と尺骨がともに骨折）は高エネルギー外傷で生じ，骨折部が転位することが多く，遠位側では開放骨折になりやすい．開放骨折では，感染の危険性が高くなる．
- 著しい腫脹を伴う場合は，前腕筋肉の内圧が増加し，循環障害が起こりうるので，注意が必要である．
- 許容できない骨片間の転位があれば，整復し内固定する手術を行う．
- 骨折部で転位を残して変形癒合すると前腕の回旋運動が制限される結果となる．

障害部位

前腕は橈骨と尺骨の2つの骨から構成されている．近位と遠位では橈尺関節を構成し，前腕の回旋運動に関与している．橈骨と尺骨の骨幹部は2つの骨をつなぐ骨間膜により連続している．

● 前腕の解剖

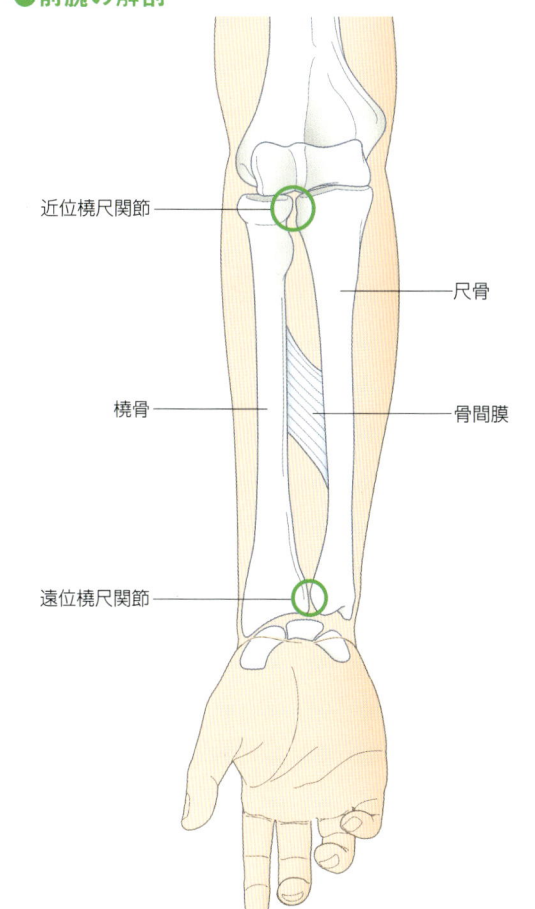

● 尺骨骨幹部骨折，橈骨頭前方脱臼（モンテジア脱臼骨折，X線像）

治療前（正中神経損傷も合併）

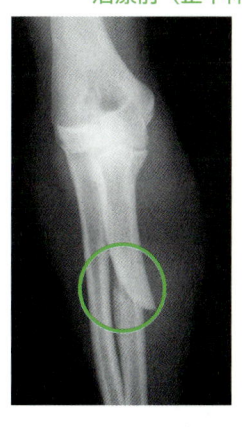

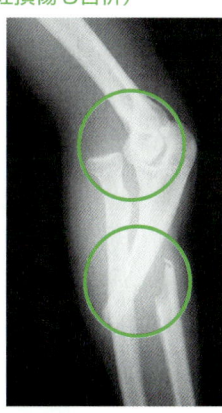

プレート固定後

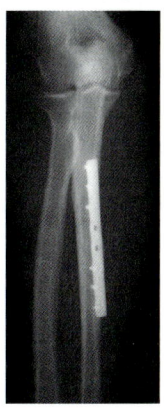

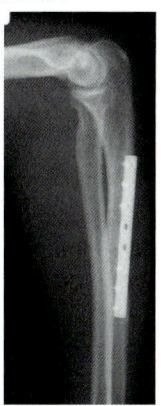

4-2

● 橈骨幹部骨折（X線像）

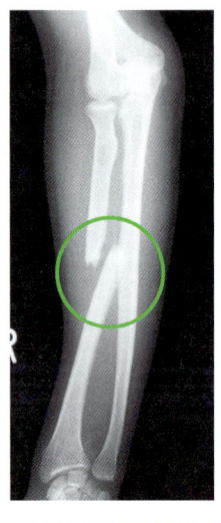

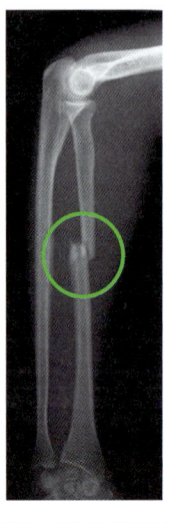

治療前　　　　　　　　プレート固定後

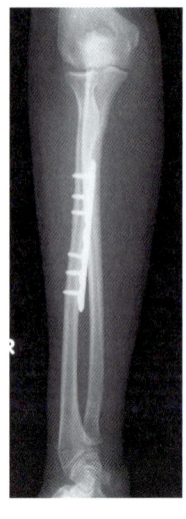

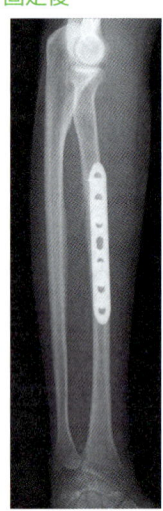

● 両前腕骨骨幹部骨折（橈骨，尺骨骨幹部骨折，X線像）

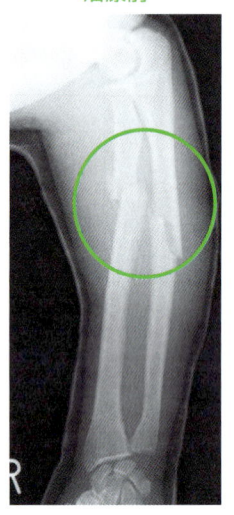

治療前　　　　　　　　プレート固定後

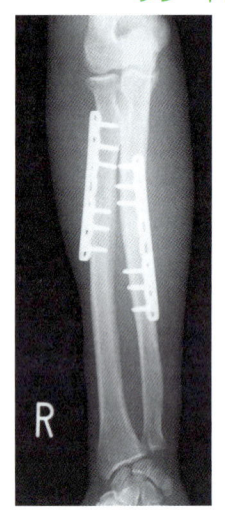

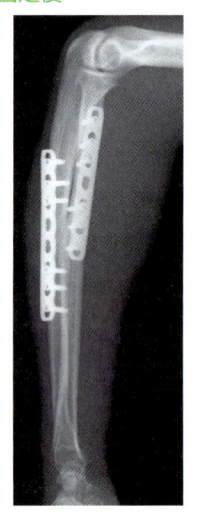

主な検査

- X線写真で骨折部位，転位の状態を明らかにする．橈骨や尺骨の骨幹部骨折に伴って肘関節，手関節の脱臼を合併することがあるので，骨折部位だけに目を奪われず，肘関節と手関節も含めた検査をする必要がある．
- 3D-CTで骨折部位を3次元的に把握し，X線写真で明らかでない骨折の有無を確認する．

主な治療

- 前腕骨の骨折で腫脹が著明になると，フォルクマン拘縮（p.72参照）が発生する．前腕屈筋の阻血性壊死，神経の阻血性麻痺に陥ると，手術をしても手の機能低下は避けられないため，予防に努めることが重要である．
- 骨片の転位が大きいと神経損傷を伴う場合がある．手指のしびれ，運動麻痺や知覚異常に注意を払う．
- 手術はプレートとスクリューを用いて，強固に内固定する方法が一般的である．

管理のポイント

- 患肢の挙上に努める．
- 術後は手指が腫脹して運動時痛も強く，手指を動かせないことが多い．三角巾で固定していると肩関節の自動運動も十分にできないので，作業療法士の協力も得て，手指や肩関節の拘縮を予防する．また，手指や肩関節の運動で，浮腫や腫脹の軽減が期待できる．
- 開放骨折の場合は，感染徴候に注意する．感染を示唆する局所の発赤，腫脹，熱感や創からの浸出液排出の有無を観察する．
- 外力の大きな骨折，不適切な治療で骨折部が骨癒合せず，偽関節となることがある．

4-3 手, 指

手関節・手根骨の骨折（橈骨遠位端骨折, 舟状骨骨折）

- 橈骨遠位端骨折は, 骨粗鬆症を伴う中年以降の女性に多く, 手をついての転倒で多く発生する. ほとんどの場合が背屈転位型である.
- 舟状骨骨折は, 手掌をついての転倒で発生し, 比較的若年者に多い.

障害部位

●橈骨遠位端骨折

手首の「フォーク状」変形

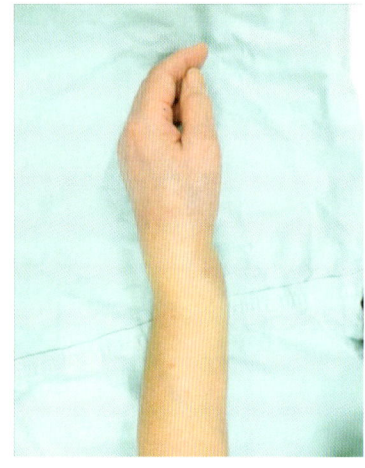

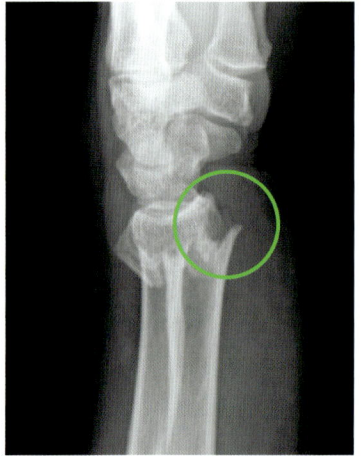

治療前
X線像

MPR（多断面再構成）-CT像

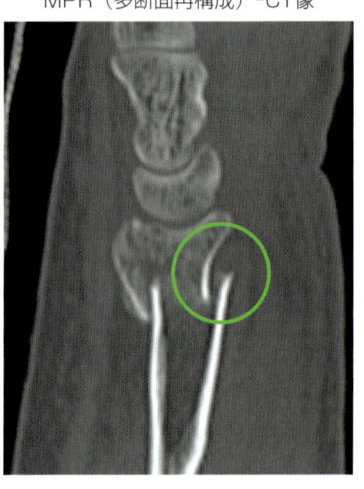

保存的治療後
4週間程度のギプス

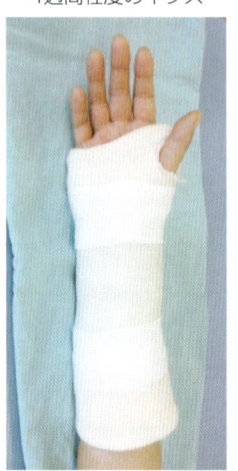

掌側プレートによる骨接合術後
X線像（右：右手腹面, 左：右手前面）

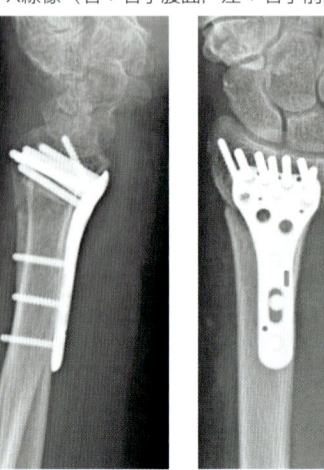

ギプス除去後にスプリントを装着

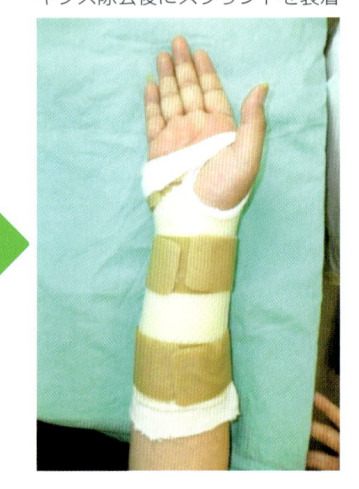

4章　代表疾患のフィジカルアセスメント──手，指

● 舟状骨骨折

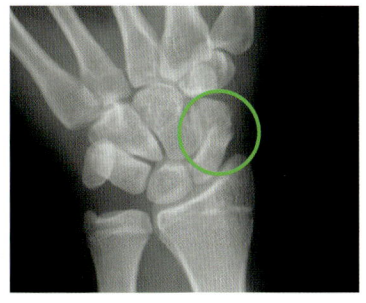

治療前

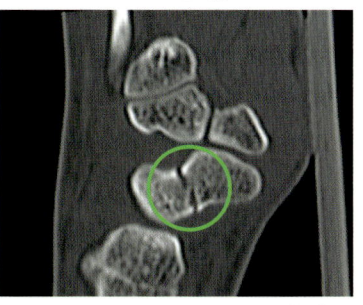

X線像　　MPR-CT像　　3D-CT像

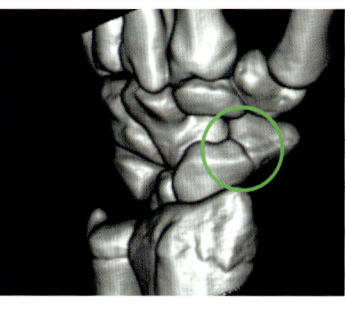

ヘッドレススクリューによる骨接合術後

X線像　　MPR-CT像　　ヘッドレススクリュー　　ギプス固定（母指基節部までを含む）

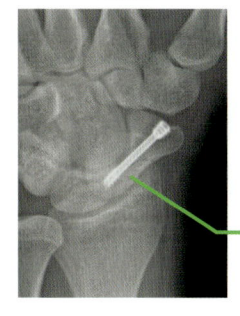

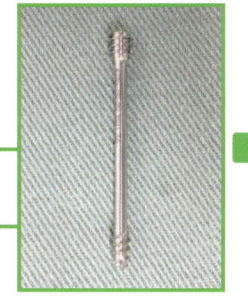

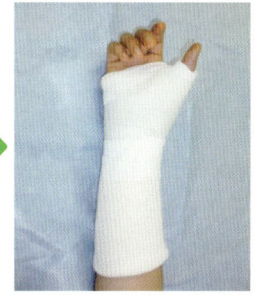

主な検査

- X線：正面，側面，斜位像のほか，舟状骨骨折では手関節回内尺屈位正面像（舟状骨撮影）を撮る．
- CT：MPR像，3D-CT像などを撮る．

主な治療

● 橈骨遠位端骨折

- 背屈転位型では，徒手整復，ギプス固定での加療を基本とする．
- 転位が大きい場合や活動性が高く早期社会復帰を望む場合では，手術が行われる．
- 手術は手関節掌側からのプレートによる骨接合術が推奨されている．

● 舟状骨骨折

- 骨癒合が不良な場合，転位のないものでも手術治療が推奨される．
- 手術はヘッドレススクリューによる骨接合術が行われる．

管理のポイント

- 受傷直後や術直後は，腫脹や水疱形成に注意し，患肢挙上や冷却を行いながら慎重に観察する．
- 慢性期には，手指，前腕，肘・肩関節の拘縮の発生を予防する．特に，中手指節（MP）関節の屈曲制限，近位指節間（PIP）関節の伸展制限に注意する．

MP・PIP関節の可動域練習

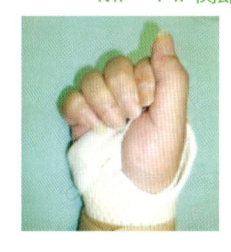

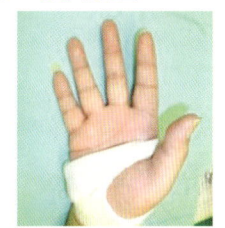

4-3

手指腱断裂（伸筋腱断裂，屈筋腱断裂）

- 前腕から近位指節間（DIP）関節までで刃物などによる鋭的な開放創によって生じる．
- 伸筋腱断裂では指の自動伸展が，屈筋腱断裂では指の自動屈曲が不能となる．
- まれに強い牽引外力や，骨突出（骨折や関節リウマチによる変形）による摩耗などでも断裂することがある（皮下断裂）．

障害部位

● 伸筋腱断裂

総指伸筋腱断裂

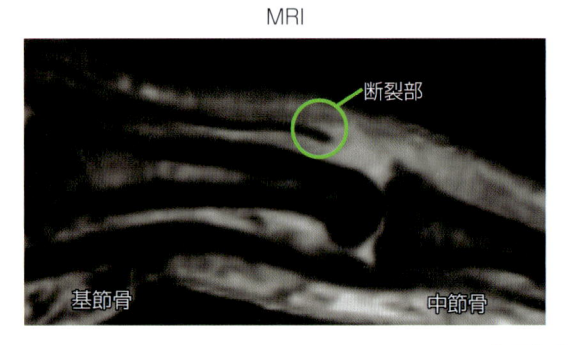

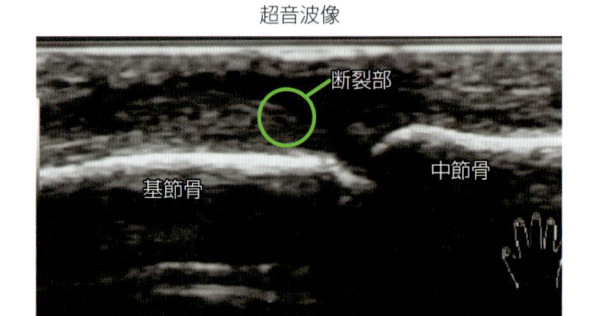

MRI　　　　　　　　　　　　　超音波像

断裂部　　　　　　　　　　　断裂部

基節骨　　中節骨　　　　　基節骨　　中節骨

右環指伸筋腱断裂

右環指の伸展が不能　　　カッターによるMP関節背側の切創（縫合前）

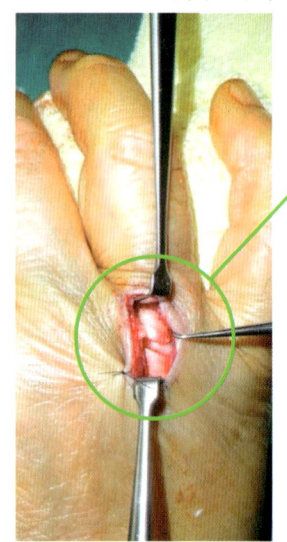

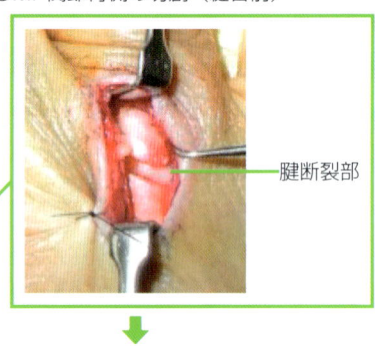

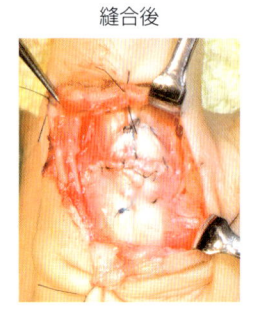

腱断裂部

縫合後

4章 代表疾患のフィジカルアセスメント——手，指

● 屈筋腱断裂

右小指深指屈筋腱断裂

小指自動屈曲不能　　腱断端は手掌近位まで退縮 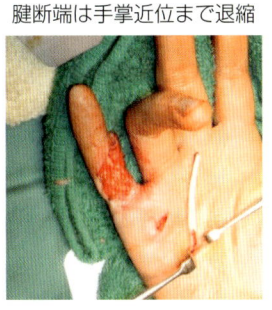　　腱鞘を温存して腱縫合 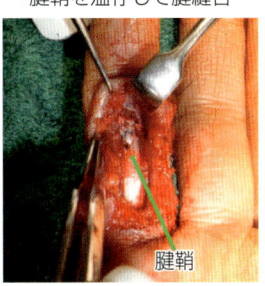　　腱縫合後の肢位

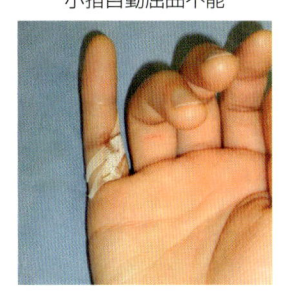

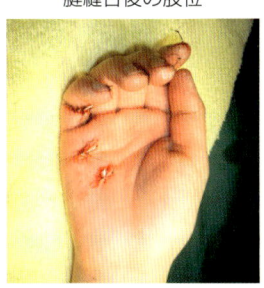

腱鞘

主な検査

指自動伸展不能の確認，MRI，超音波などの検査を行う．

主な治療

● 伸筋腱断裂
- 鋭的な断裂の場合は4.0，5.0ナイロンで簡単な縫合をし，装具で伸展位に保持しながら可動域練習を行う．
- 骨変形に伴う摩耗による断裂の場合，断端同士の縫合は不可能な場合が多く，腱移植術や腱移行術を行う．

● 屈筋腱断裂

断裂腱のなかに，4～6本の4.0，5.0ナイロン糸を通して主縫合し，周囲に補助縫合を行う．

管理のポイント

- 腱断裂の治療では縫合術のみでなく，術後の後療法が重要である．
- 治療のゴールは，指の十分な自動運動可動域を再獲得することである．成績不良の因子は，①後療法中の腱の再断裂，②縫合腱の周囲組織，腱鞘，浅・深指屈筋腱同士の癒着による滑走不良，である．この2点を同時に防ぐには，再断裂しない程度（2～3kg程度）の力で自動運動を行い，癒着を防ぎながら腱を十分に滑走させる運動を早期（術翌日）から行う．
- 特に屈筋腱損傷の術後では，経験を積んだ作業療法士による練習が必須である．

屈筋腱断裂術後のリハビリテーションの実際

術後3日目　　術後7日（左：自動屈曲保持，右：PIP自動伸展保持運動）

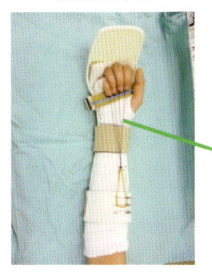

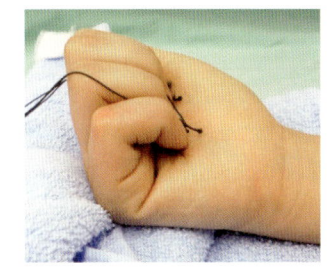

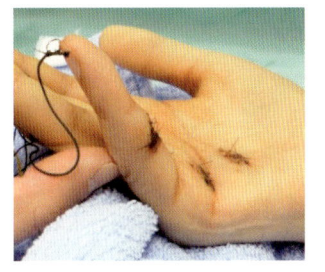

輪ゴムにより指を屈曲位に保持

81

4-3

末梢神経損傷

- 刃物などによる開放創によって生じるため，露出部である手指で多くみられる．
- 縫合には，微小外科の技術を必要とする．
- 挫滅創や陳旧性の損傷で神経の欠損が大きい場合には，神経移植を必要とする．

障害部位

●PIP関節部の神経断裂

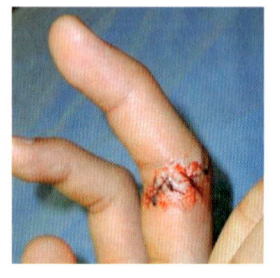

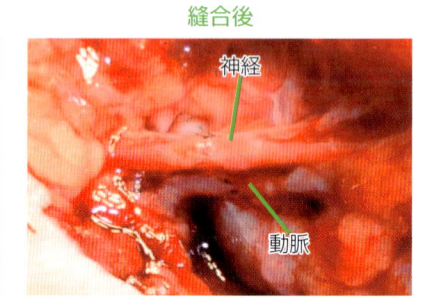

縫合前　　　　　縫合後
神経　　　　　　神経
動脈　　　　　　動脈

●正中神経断裂

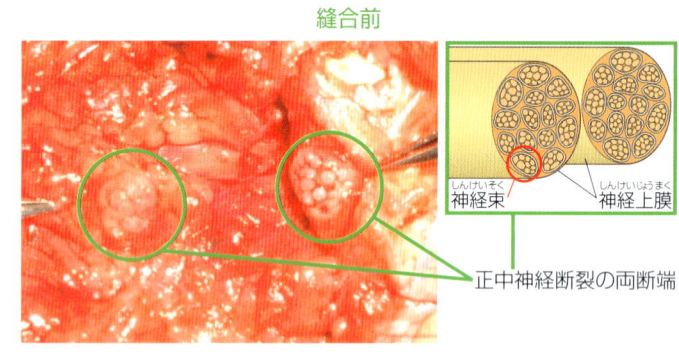

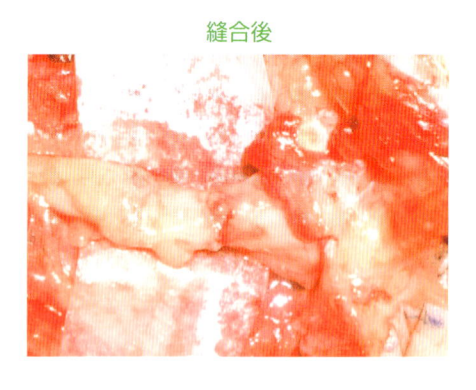

縫合前　　　　　縫合後

しんけいそく　しんけいじょうまく
神経束　　　神経上膜

正中神経断裂の両断端

●母指陳旧性神経断裂

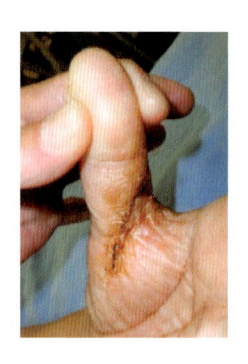

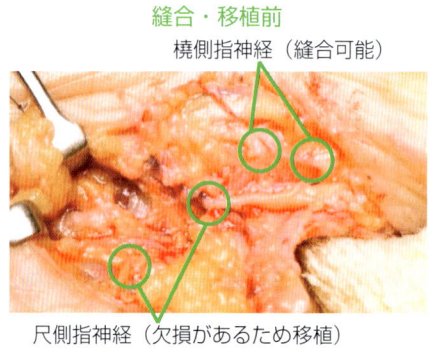

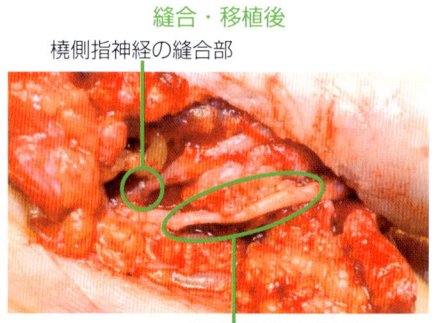

縫合・移植前
橈側指神経（縫合可能）
尺側指神経（欠損があるため移植）

縫合・移植後
橈側指神経の縫合部
尺側指神経の移植部

主な検査

- 損傷部よりも遠位の知覚障害がないかを2PD（2 point discrimination：2点識別能）などで確認する．2PDとは2つの点が「2つとして識別できる」最短距離のことで，正常は6mm未満であるが，指神経断裂では15mmあっても2つと認識できない．
- Semmes-Weinsteinモノフィラメント知覚検査（SWT）：太さの異なるフィラメントを指に当て，知覚鈍麻の程度を評価する．

●Semmes-Weinsteinモノフィラメント知覚検査

太さの異なるフィラメント

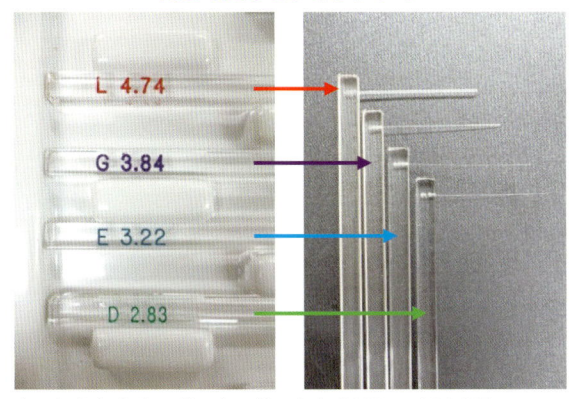

太いほうから赤，紫，青，緑，と色分けして表示する

正中神経障害の検査所見例

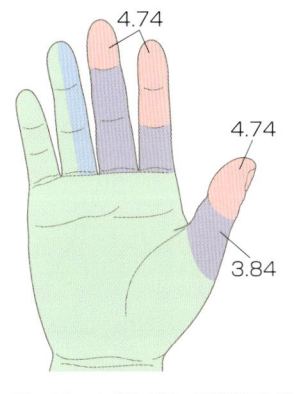

母・示・中指に強い知覚鈍麻がある

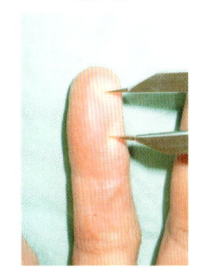

2PD

SWTの実際

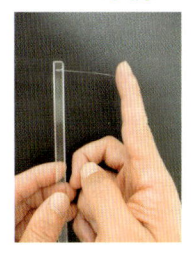

主な治療

- 神経縫合：手術用の顕微鏡視下で，8.0，9.0，10.0ナイロンを用いて神経上膜を縫合する．断裂した神経両断面の神経束の太さを合わせるよう縫合する．

顕微鏡視下の縫合

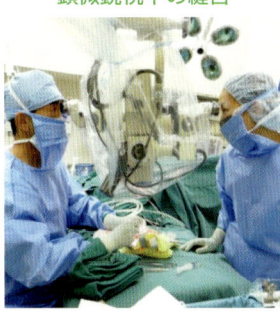

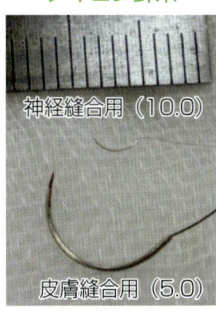

ナイロン針糸
神経縫合用（10.0）
皮膚縫合用（5.0）

- 神経移植：陳旧例や挫滅により断端が欠損している例では，神経移植を行う．移植には腓腹神経，内側・外側前腕皮神経を採取して用いる．

管理のポイント

- 術後は2週程度の局所安静後にリハビリテーションを行う．
- 神経の回復には数か月を要する．知覚がない指はけがをしやすい（やけど，切創など）ため，注意する．
- 視認しながら細かいものをつまむ知覚再教育を行うが，日常生活で手指を積極的に使うよう指導することも大切である．

ペグを用いた知覚再教育

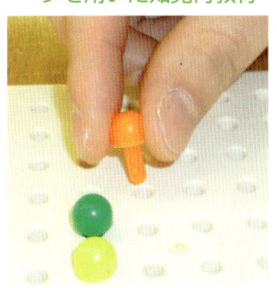

4-4　股，大腿

大腿骨近位部骨折

- 大腿骨骨頭，頸部，転子部，転子下骨折をまとめて大腿骨近位部骨折という．
- 大腿骨頸部骨折，転子部骨折の頻度が高い．
- ほとんどが骨粗鬆症を背景として生じるため，高齢者・超高齢者が多い．
- 本骨折を契機に寝たきりになる症例が多く，生命予後にも関与する．

障害部位

● 大腿骨近位部の呼称

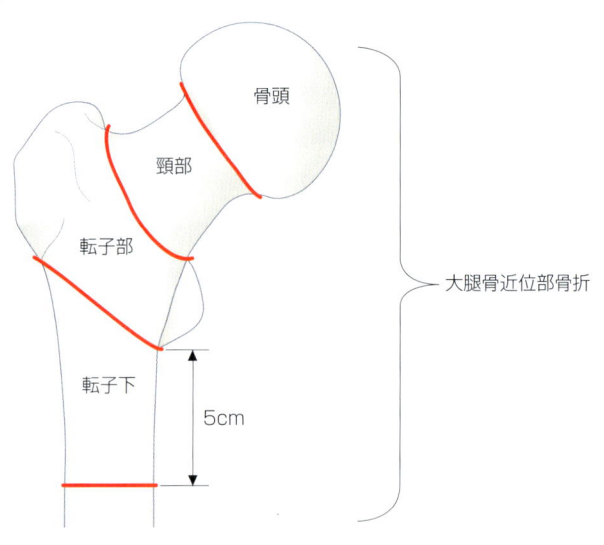

骨頭　頸部　転子部　転子下　5cm　大腿骨近位部骨折

● 大腿骨頸部骨折 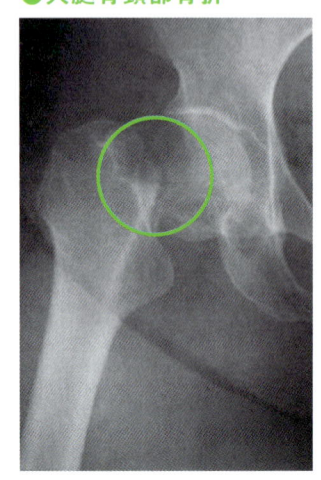　　● 大腿骨転子部骨折 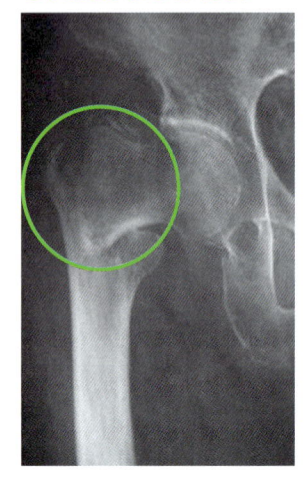　　● 大腿骨転子下骨折

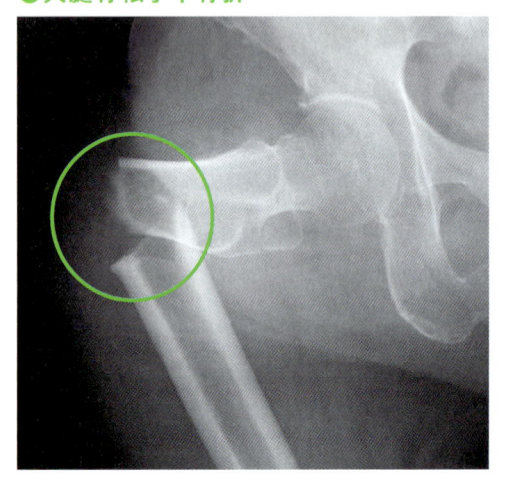

主な検査

- X線，CTにて骨折型と転位の程度をしっかり認識する．
- CT（特に3D-CT）はX線所見ではわからない骨折や，立体的な骨折形態がよくわかるので，病型分類や手術方法の決定に有用である．

大腿骨転子部骨折（3D-CT像）

前面　　　　　　　内側面 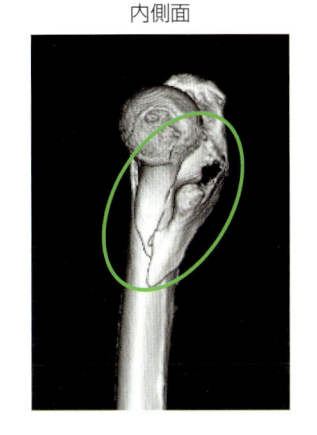　　　　　　　後面

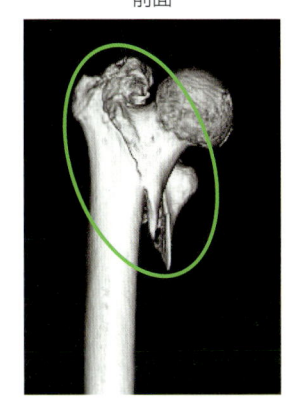

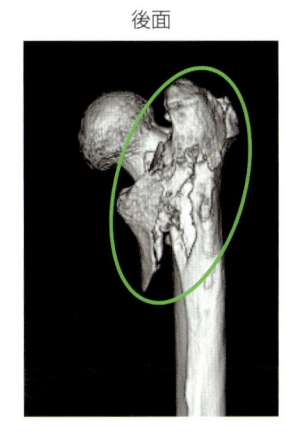

主な治療

- 骨片の転位が大きい場合，直達牽引を行うことがある．
- 早期離床・早期機能回復のため，手術が第一選択である．

●術直後の注意

- 人工骨頭置換術を行った場合，脱臼に注意する（p.89参照）．
- 高齢者はせん妄状態になりやすいので，前もって対応策を検討しておく．

●大腿骨頸部骨折の治療

大腿骨頸部骨折の場合，通常は非転位型なら骨接合術，転位型なら人工骨頭置換術が第一選択になる．

非転位型骨折（X線像）
治療前　　　　骨接合術（スクリュー固定）後

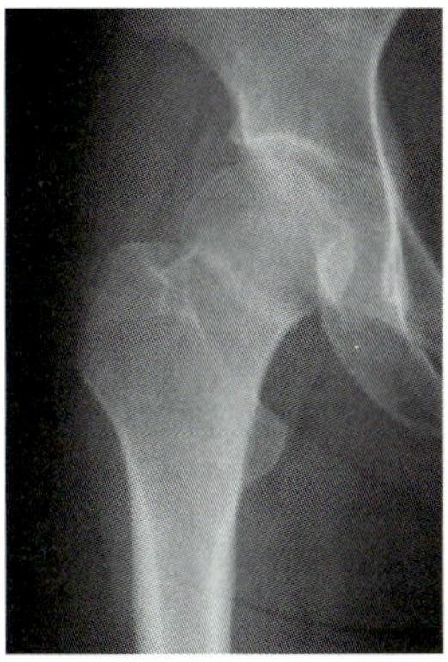

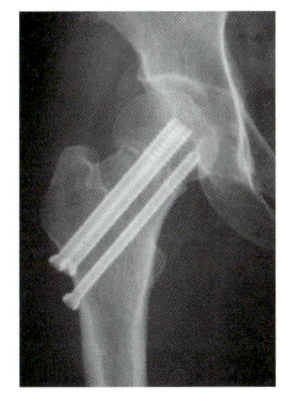

転位型骨折（X線像）
治療前　　　　人工骨頭置換術後

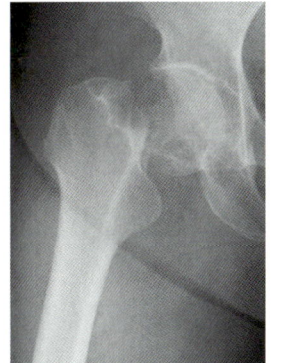

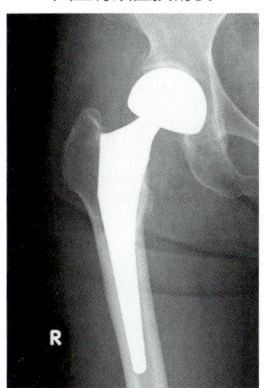

4-4

●大腿骨転子部骨折の治療
- 転子部骨折はSHS(sliding hip screw)またはSFN(short femoral nail)で治療する.
- SHSは「くの字」型をしたプレートとスクリューを組み合わせて固定するものであり，SFNは大腿骨の髄腔内に挿入したネイルとスクリューを組み合わせて固定するものである.
- 両者間で手術適応および臨床成績の差はほとんどないと考えられる.

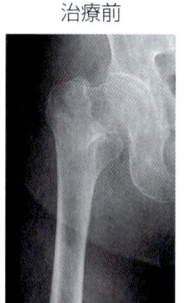

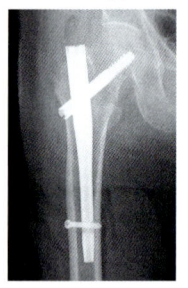

●大腿骨転子下骨折の治療
- 転子下骨折はLFN(long femoral nail)が用いられることがほとんどである.
- LFNはSFNよりも長い髄腔内挿入ネイルを用いるため，固定力が強い.

SHS（X線像） 治療前 SHS後
SFN（X線像） 治療前 SFN後
LFN（X線像） 治療前 LFN後

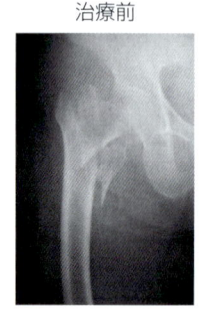

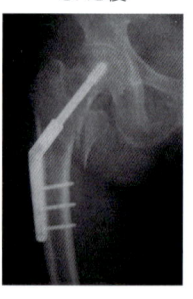

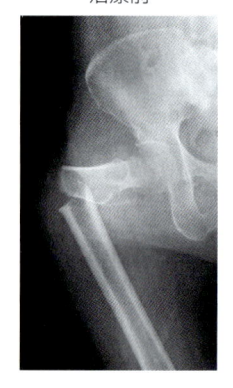

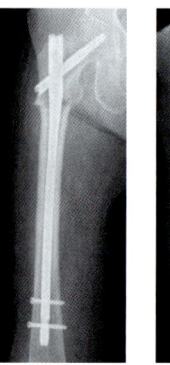

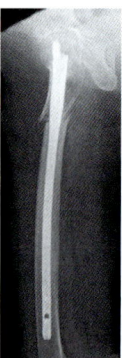

管理のポイント
- 高齢者が多いため，せん妄や認知症，内科的疾患の合併に注意する.
- 背部，殿部，踵部に褥瘡ができやすいので，体位交換と観察を怠らない.
- 腓骨神経麻痺を絶対につくらないよう，入院直後から確実に除圧する.
- リハビリテーション中に転倒し，反対側を骨折することがあるので注意する.
- 要介護の状態になることが多いため，ケースワーカーとともに退院先や退院後の生活について早期介入する.

骨神経麻痺の予防
腓骨頭
腓骨神経
スポンジなどで下肢を浮かせて腓骨頭部分に圧迫が加わらないようにする

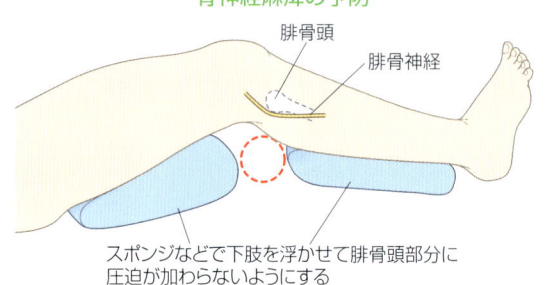

リハビリテーション中の骨折（X線像）
右大腿骨頸部を骨折し，人工骨頭置換術後のリハビリテーション中に転倒して，左大腿骨転子部を骨折

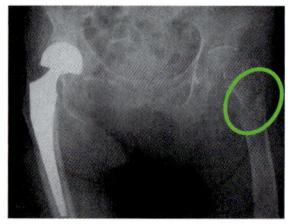

4章 代表疾患のフィジカルアセスメント——股，大腿

大腿骨骨幹部骨折

- 転落や交通事故などの強い外力によって生じることが多い．
- まれに，人工関節周囲に生じる骨折や，骨腫瘍による病的骨折がある．
- ほとんどの症例で手術が必要になり，髄内釘，プレート，創外固定のいずれかで治療する．

障害部位

- 大腿骨解剖図

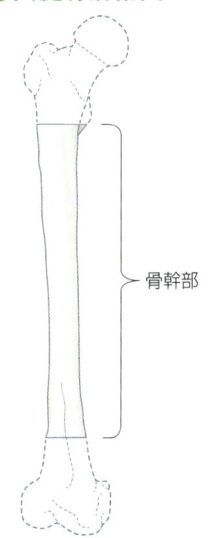

骨幹部

- 事故による骨折（左：X線像，中央・右：CT像）

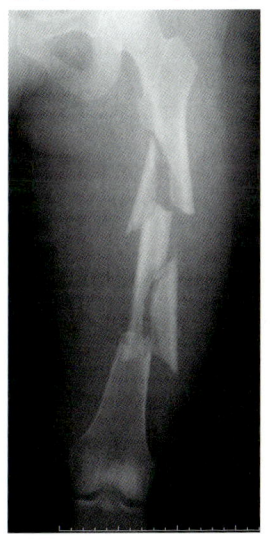

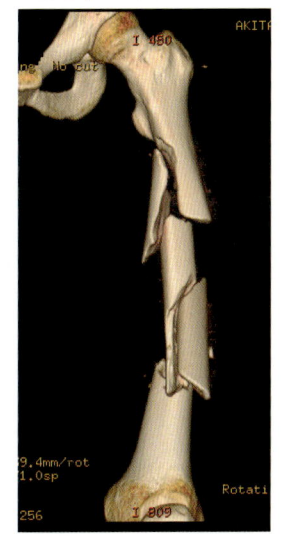

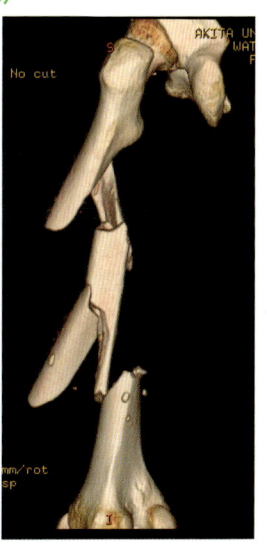

- 人工関節周囲の骨折（X線像）

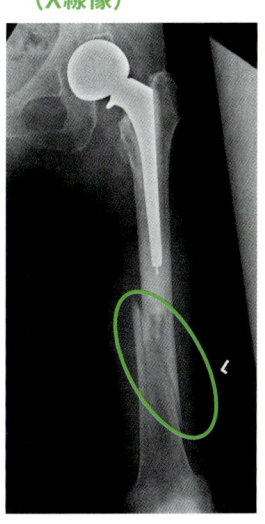

- 大腿骨骨幹部に生じた骨腫瘍による病的骨折

骨折直前の状態（X線像）　　MRI

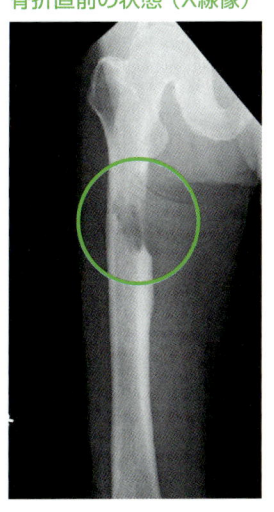

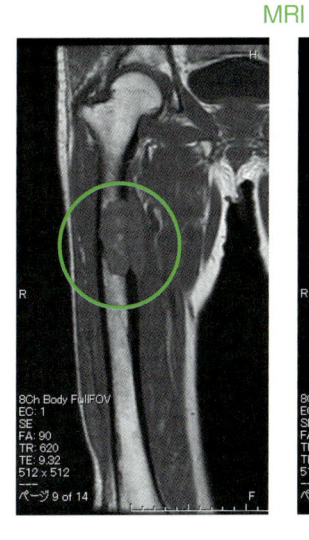

87

4-4

主な検査

- X線，CTにて，骨折型と転位の程度をしっかり認識する．
- CT（特に3D-CT）はX線所見ではわからない骨折や，立体的な骨折形態がよくわかるので，病型分類や手術方法の決定に有用である．
- MRIでは，X線やCTでわかりにくい軟部組織の状態や腫瘍の存在を確認できる．

主な治療

- 入院直後から直達牽引をすることが多い．
- 手術は一般的に，髄内釘固定を行う．人工関節が入っていればプレート固定を行う．
- 開放骨折の場合は，創外固定を行うこともある．

髄内釘固定　　プレート固定　　創外固定

● 術直後の注意

深部静脈血栓症，肺血栓塞栓症，脂肪塞栓症の発症に注意する．

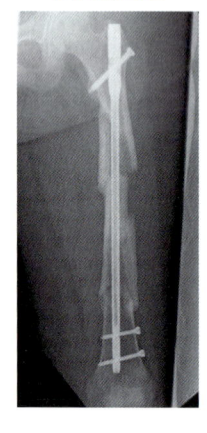

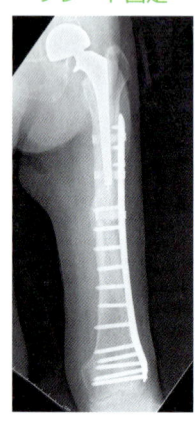

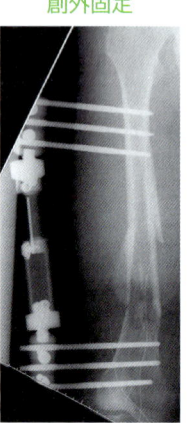

管理のポイント

- 術前および術後の肢位による腓骨神経麻痺を絶対に避ける．
- 創周囲の腫脹，発赤・滲出液の有無などをよく観察する．
- 深部静脈血栓症予防のため，足関節自動運動，弾性ストッキング装着，早期離床を促す．
- 膝関節の拘縮が生じやすいので，端座位練習やCPM（continuous passive motion）による運動を積極的に行う．

端坐位練習 — 足の自重で膝関節が屈曲する

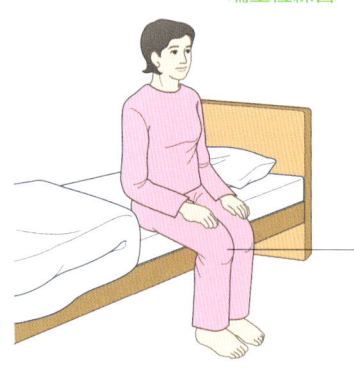

CPMによる運動 — 器械により他動的に膝関節を屈伸させる

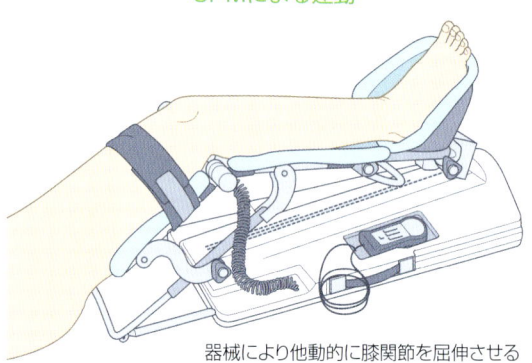

4章　代表疾患のフィジカルアセスメント──股，大腿

人工骨頭置換術・人工股関節置換術

- 病気やけがにより股関節が著しく破壊された場合に行われる．
- 人工骨頭置換術は，大腿骨頸部骨折や大腿骨頭壊死に対して行われる．
- 人工関節置換術は，主に変形性股関節症に対して行われる．
- 20年程度の耐用性が期待されるが，破損や緩みが生じれば再置換が必要になる．
- 特有の重大な合併症として，脱臼と感染がある．

障害部位

●人工骨頭置換術（X線像）

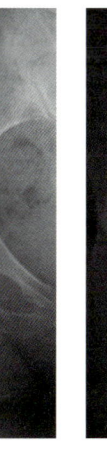

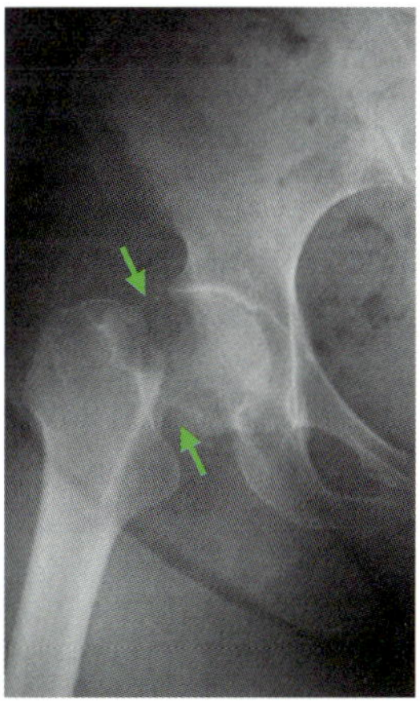

治療前　　　　　　　　　　　　　　　　人工骨頭置換術後

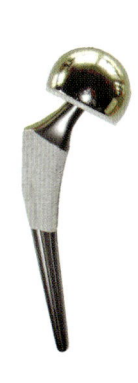

大腿骨頸部骨折　　　大腿骨頭壊死

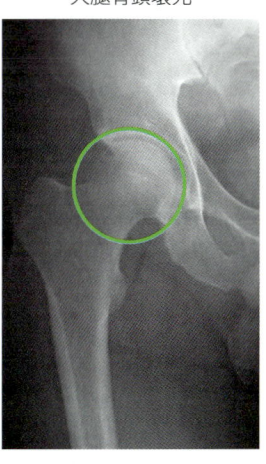

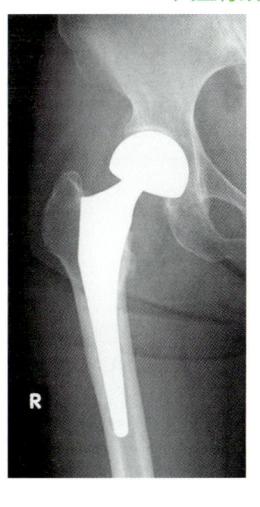

●人工股関節置換術（X線像）

治療前（変形性股関節症）　　　　　　　人工股関節置換術後

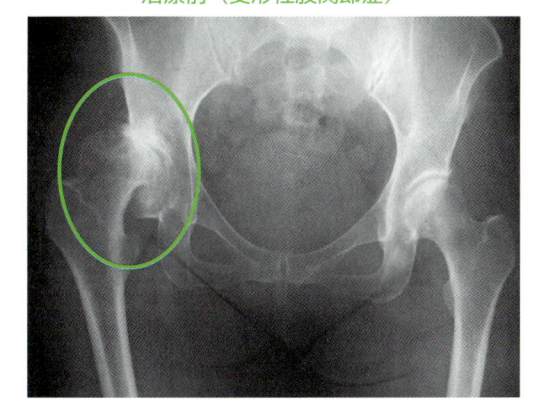

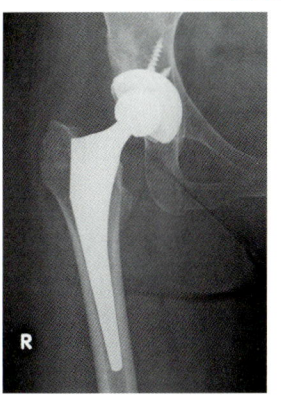

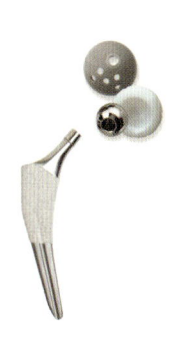

89

4-4

主な検査

- X線，CTにて，骨折型と転位の程度をしっかり認識する．
- CT（特に3D-CT）はX線所見ではわからない骨折や，立体的な骨折形態がよくわかるので，病型分類や手術方法の決定に有用である．
- MRIでは，X線やCTでわかりにくい軟部組織の状態や大腿骨頭壊死の存在を確認できる．

変形性股関節症（CT像）

前額断像　　　横断像

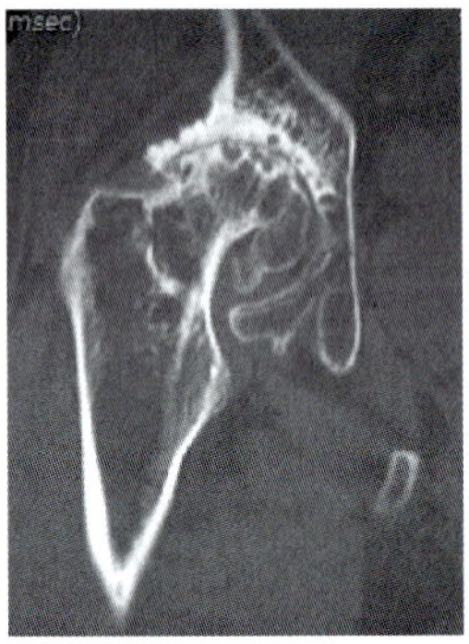

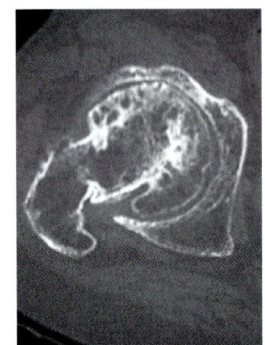

骨形態の詳細な描出

両側大腿骨頭壊死（MRI）

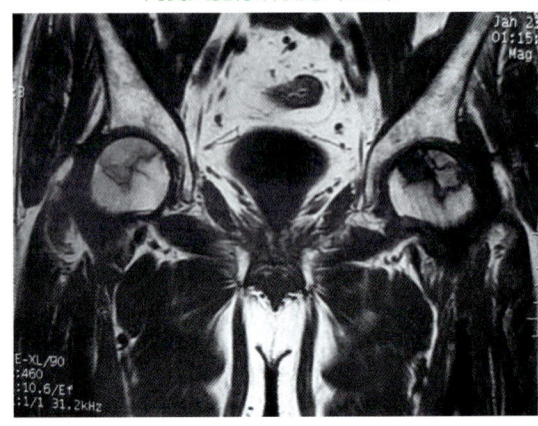

大腿骨頭内の異常所見の描出

主な治療

- 人工骨頭置換術は，大腿骨頭側の疾患に対して用いられ，大腿骨側のみを置換する．
- 人工股関節置換術は，骨盤側と大腿骨側の両方に病変がある疾患に対して用いられ，骨盤側と大腿骨側の両方を置換する．

●術直後の注意

- 手術創の管理と，脱臼，創部感染，深部静脈血栓症（肺血栓塞栓症）などの合併症の予防が中心となる．
- 脱臼した場合，患者の脱臼感とともに疼痛と下肢短縮が生じる．
- 創部の腫脹，発赤，出血，滲出液の有無などをチェックする．
- 遷延する発熱，白血球数（WBC），C反応性蛋白（CRP）の高値持続や再上昇は感染の疑いがある．
- Dダイマーが異常高値の場合，深部静脈血栓症を疑う．
- 急な胸痛を訴えた場合，肺血栓塞栓症を疑い，緊急対応する．

4章　代表疾患のフィジカルアセスメント——股，大腿

管理のポイント

- 脱臼予防に留意しつつ，早期機能回復に努める．
- 脱臼しやすい危険肢位は，手術方法により異なる．
- 後方展開する手術方法では，股関節屈曲＋内旋位が危険肢位となる．
- 前方展開する手術方法では，股関節伸展＋外旋位が危険肢位となる．
- 深部静脈血栓症予防のため，足関節自動運動，弾性ストッキング装着，早期離床を促す．

人工股関節の脱臼

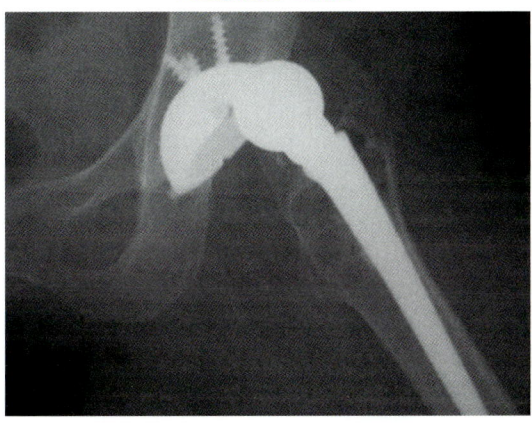

深部静脈血栓症予防の足関節自動運動

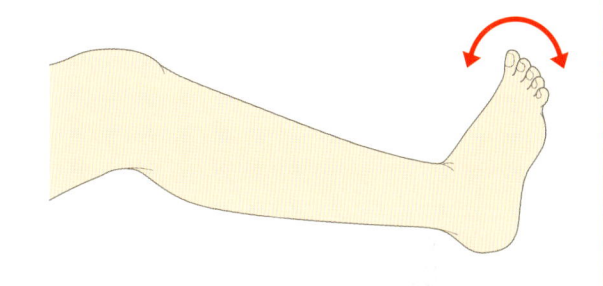

つま先を上下に動かし，下腿前後の筋群を最大限収縮させる

4-5 膝，下腿

人工膝関節置換術

変形性膝関節症や関節リウマチによる軟骨の摩耗や変形，あるいは骨破壊などにより，膝の痛みが強く，歩行が困難になってきた場合には，「人工膝関節置換術」が選択される．

障害部位

主な症状として膝関節痛（内側が多い），膝可動域制限，膝関節水腫，変形（O脚変形が多い），歩行困難，階段困難などがみられる．

著明な内反変形（右＜左）

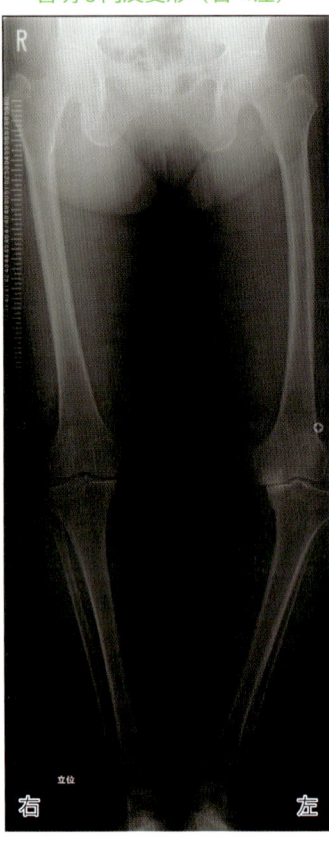

骨硬化像
骨棘形成
関節裂隙狭小化　関節裂隙消失
Rosenburg

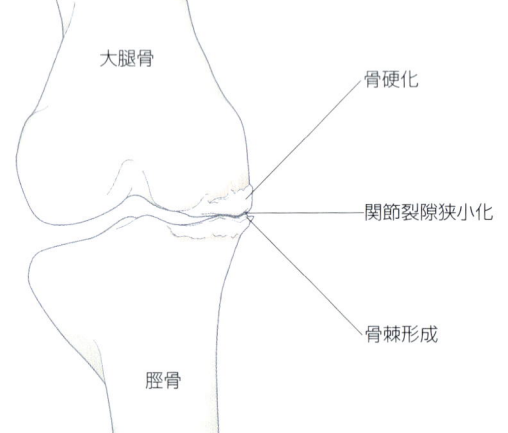

大腿骨
骨硬化
関節裂隙狭小化
骨棘形成
脛骨

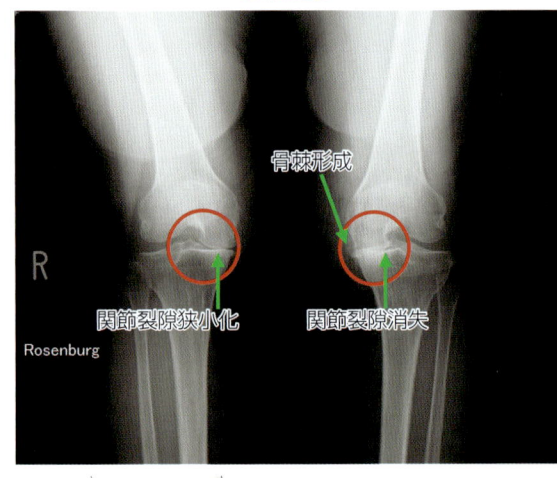

主な検査

- 単純X線：骨棘形成，骨硬化像，関節裂隙狭小化(消失)などを確認する．
- 進行度：Kellgren-Lawrence分類でみる．

Kellgren-Lawrence分類

Grade	関節裂隙狭小化	骨棘形成	骨硬化像	変形
I	疑い	可能性	なし	なし
II	可能性	明らか	なし	なし
III	明らか	中程度	中程度	可能性
IV	中程度	著明	著明	明らか

主な治療

手術では，人工膝関節の場合，大腿骨や脛骨に装着する部品はチタン合金あるいはコバルトクロム合金が使われ，関節軟骨や半月板，膝蓋骨に相当する部品は超高分子量ポリエチレンが使われている．人工関節の寿命は15〜20年といわれている．

人工膝関節置換術（左：正面像，右：側面像）

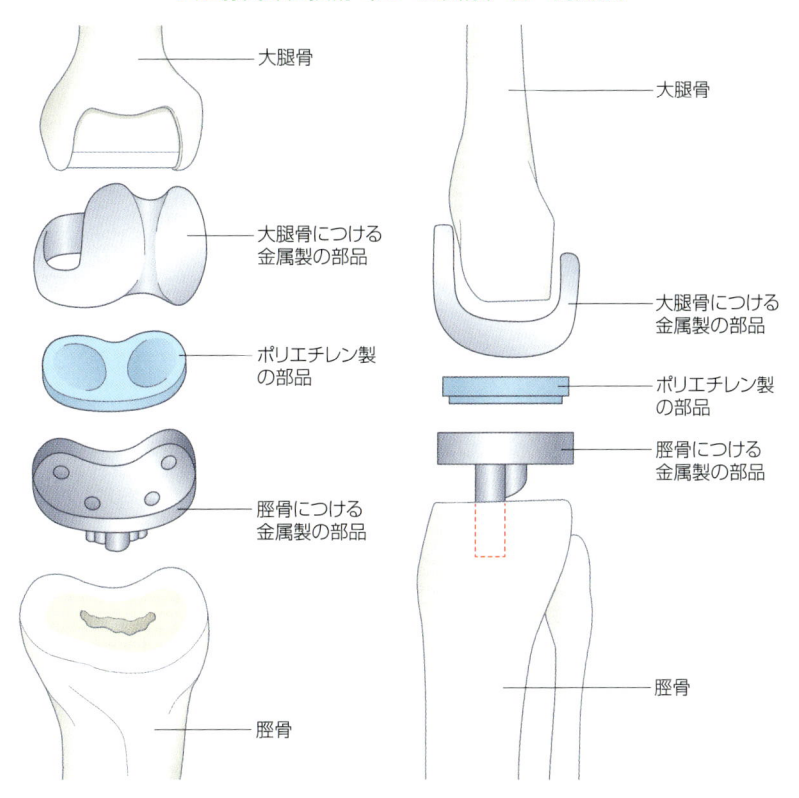

術後（両下肢立位全長X線像）

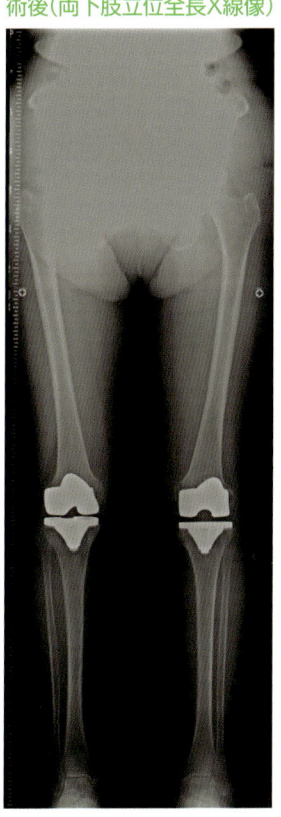

4-5

両膝術後（正面立位X線像）

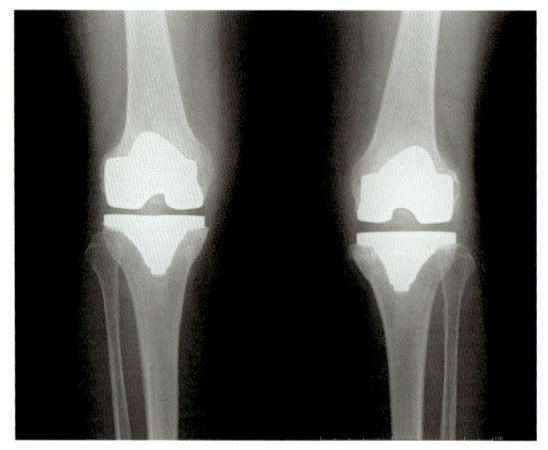

人工関節の一例

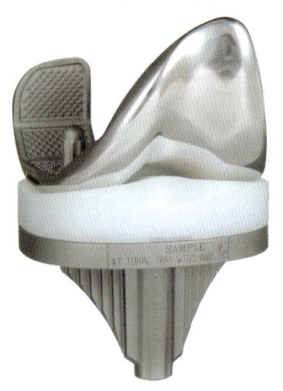

スコーピオ NRG® CR/PS 人工膝関節システム
（写真提供：日本ストライカー）

管理のポイント

- 観察：疼痛・歩容・日常生活動作の程度，内科的合併症の有無を確認する．また，下肢の腫脹や疼痛，呼吸苦，深部静脈血栓症，肺動脈血栓塞栓症に注意する．加えて，感染徴候を見逃さない（創部や熱型のチェック）．
- 準備：自己血輸血の必要性の説明と貯血を行う．また，白癬や虫歯の治療を終えておくことが望まれる．加えて，麻酔への備えを行う．
- 排泄：術前は床上排泄方法の説明や練習を行う．術後より離床までは床上排泄や排便コントロール（緩下薬）を行う．車椅子移乗が可能となり次第，膀胱カテーテルを抜去する．
- 清拭，更衣，体位交換：安静度やADLに応じて適宜介助する．
- 入浴：創部の感染徴候がなければシャワー浴から開始する．
- 予防：深部静脈血栓症の予防として，早期離床や積極的な運動，弾性ストッキングの装着，間欠的空気圧迫法の施行，抗凝固療法（エノキサパリン，フォンダパリヌクス，低用量未分画ヘパリン，用量調節ワルファリン）の使用を行う．

4章 代表疾患のフィジカルアセスメント——膝，下腿

膝関節の骨折

- 交通外傷や，墜落外傷，スキーなどのスポーツ，高齢者では軽微な外傷で受傷することが多い．近年では，人工膝関節置換術後のインプラント周辺骨折も増加している．
- 大腿骨遠位部骨折，膝蓋骨骨折，脛骨プラトー骨折がある．骨折は軟部組織損傷を伴うことを念頭におき，対応することがきわめて重要である．

障害部位

主な症状として，膝関節痛，膝関節の変形，膝関節内血腫，膝可動域制限などがみられる．

身体所見

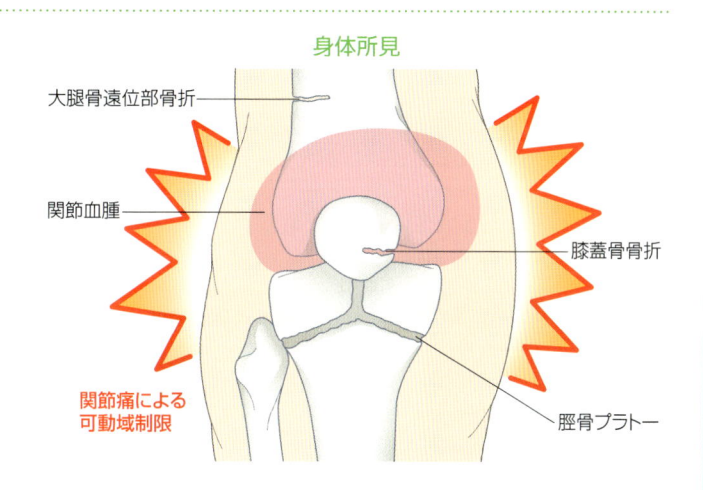

- 大腿骨遠位部骨折
- 関節血腫
- 膝蓋骨骨折
- 脛骨プラトー
- 関節痛による可動域制限

主な検査

X線，CT，MRIなどで検査を行う．

脛骨プラトー骨折

X線像　　CT像 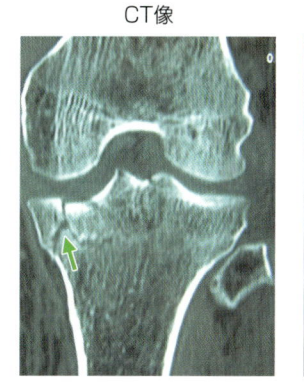　　MRI

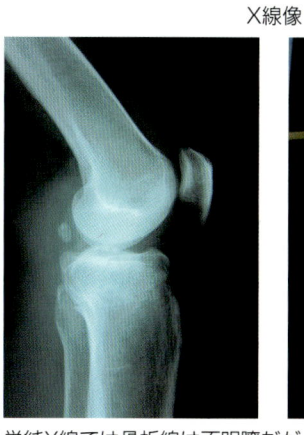

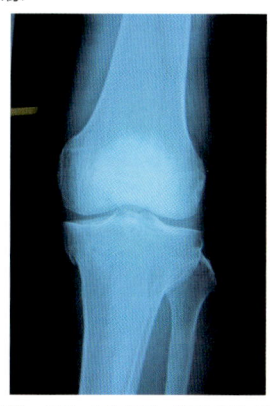

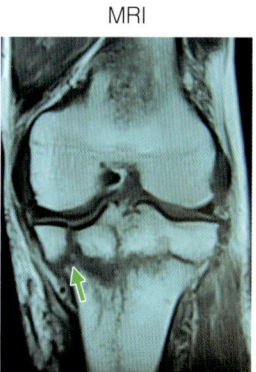

単純X線では骨折線は不明瞭だが，CT・MRIでは明らかな骨折線を認める

4-5

膝蓋骨粉砕骨折（X線像）　　　　大腿骨遠位部粉砕骨折（X線像）

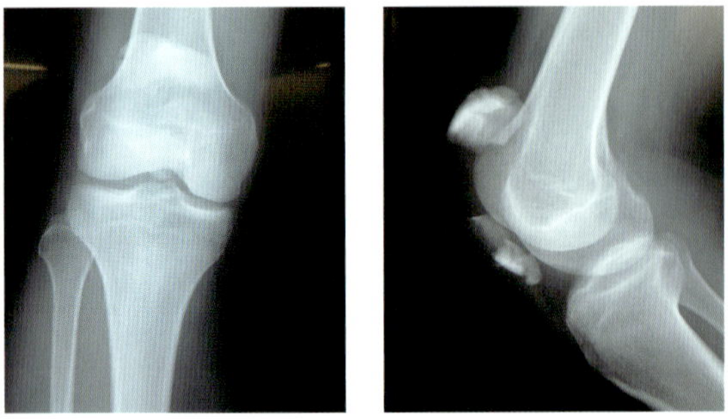

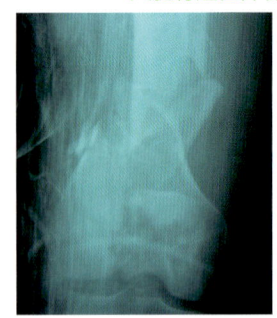

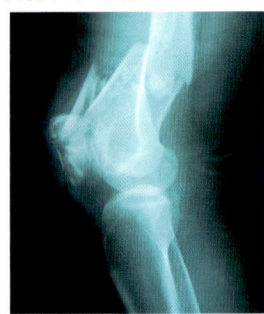

主な治療

- 保存療法：転位の少ない骨折であれば，ギプス固定や装具療法を行う．
- 手術療法：関節面に転位がある場合や不安定型骨折の場合は，観血的整復固定術を行う．軟部組織損傷が強い場合は，最終固定を行わずに，創外固定でdamage control手術を行う．
- 後療法：骨折部の安定性により，可動域訓練や荷重歩行訓練の開始時期が決定される．

プレート固定術後（X線像）　　　　damage control手術

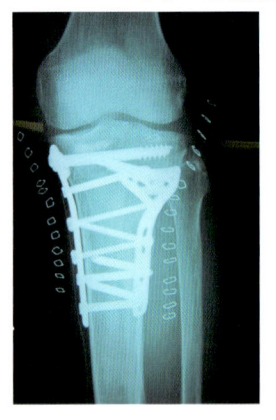

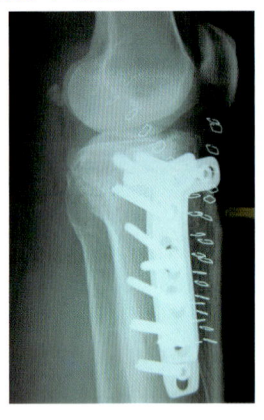

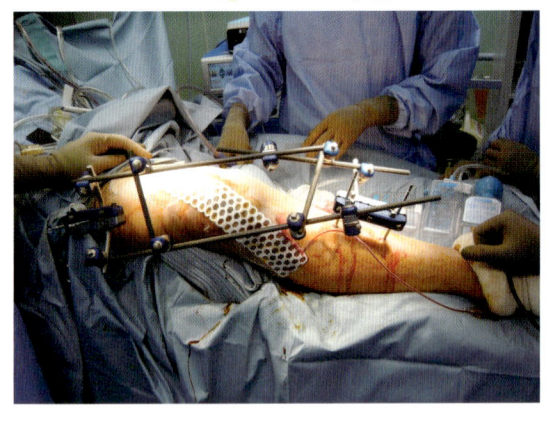

管理のポイント

- 観察：内科的合併症のチェックを行う．また，膝関節痛がある場合は可動域，歩行状態，日常生活動作の程度，神経障害がある場合は足関節，足趾の自動運動（特に腓骨神経麻痺に注意），循環障害がある場合は足背動脈の触知，チアノーゼ，爪退色反応，下肢腫脹（特にコンパートメント症候群やギプス障害に注意）を観察する．加えて，感染徴候を見逃さない（創部や熱型のチェック）．
- 受傷後から速やかに行うべき処置（RICE処置）：安静（Rest），冷却（Icing），圧迫（Compression），挙上（Elevation）を行う．
- 排泄：術前は床上排泄方法の説明や練習を行う．術後より離床までは床上排泄や排便コントロール（緩下薬）を行う．車椅子移乗が可能となり次第，膀胱カテーテルを抜去する．
- 清拭，更衣，体位交換：安静度やADLに応じて適宜介助する．
- 入浴：創部の感染徴候がなければシャワー浴から開始する．
- 予防：深部静脈血栓症の予防として，早期離床や積極的な運動，弾性ストッキングの装着，間欠的空気圧迫法の施行をする．下肢の筋力トレーニング，可動域練習（CPM〈continuous passive motion〉の使用方法）を指導する．

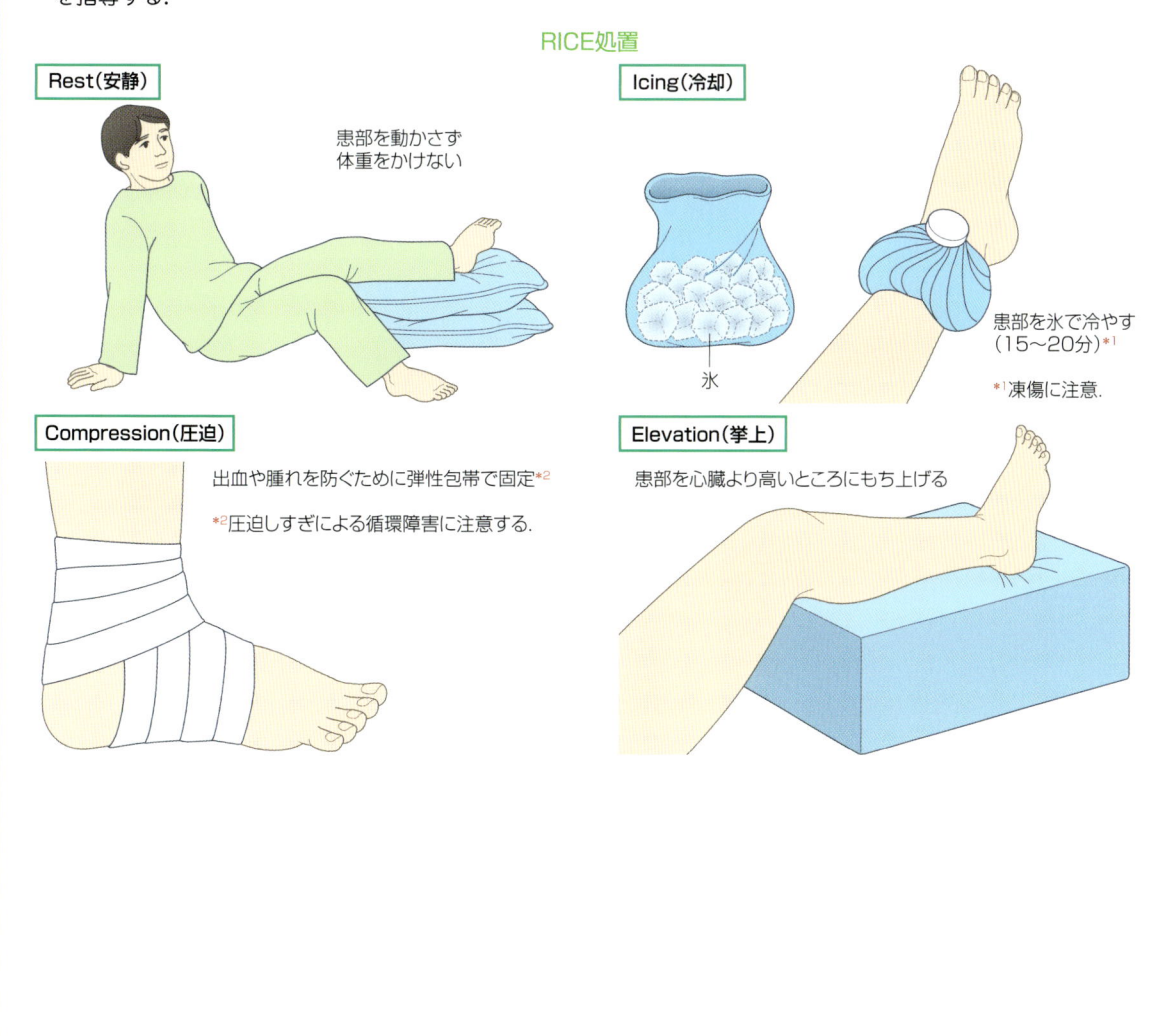

RICE処置

Rest（安静）
患部を動かさず体重をかけない

Icing（冷却）
氷
患部を氷で冷やす（15〜20分）[*1]
[*1] 凍傷に注意．

Compression（圧迫）
出血や腫れを防ぐために弾性包帯で固定[*2]
[*2] 圧迫しすぎによる循環障害に注意する．

Elevation（挙上）
患部を心臓より高いところにもち上げる

4-5

半月板損傷

- 半月板は膝関節軟骨を保護するクッションであり，膝をねじった際に損傷しやすい．
- 前十字靭帯損傷などの靭帯損傷に伴うことも多い．

障害部位

- 膝関節痛，膝関節水腫（血腫），膝可動域制限，膝関節ロッキング（急に膝が動かなくなる），引っかかりなどがみられる．
- McMurray test（仰臥位になってもらい，膝に対し，他動的にねじりを加え，痛みやクリックを再現する）やApley test（腹臥位になってもらい，膝に対し，他動的にねじりを加え，痛みやクリックを再現する）で陽性となる．
- 多様な断裂形態をとる．

解剖図

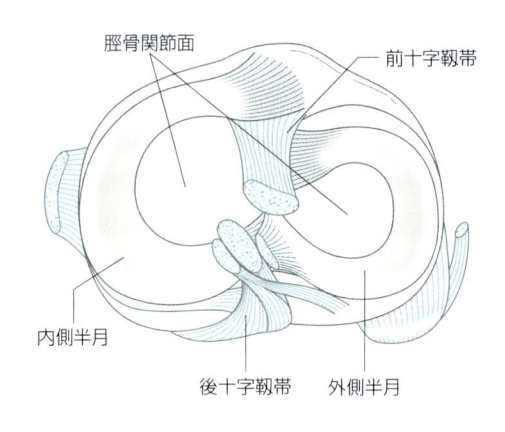

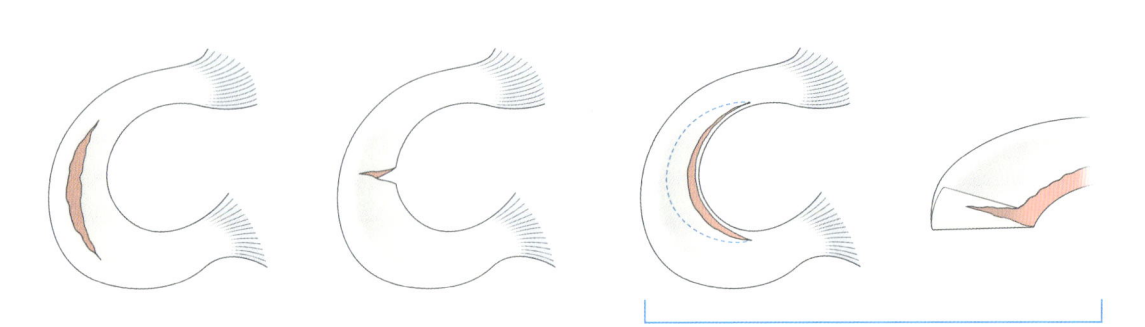

脛骨関節面　前十字靭帯
内側半月　後十字靭帯　外側半月

縦断裂　横断裂　水平断裂

4章 代表疾患のフィジカルアセスメント──膝，下腿

主な検査

●MRI（バケツ柄状断裂）

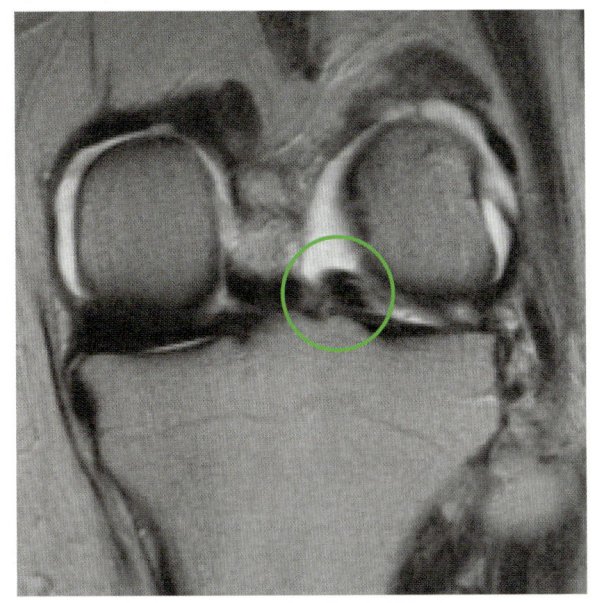

バケツ柄状断裂により，ロッキングした半月板

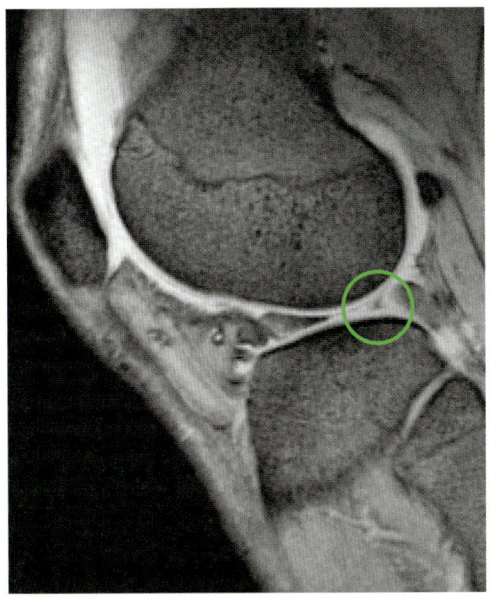

半月板が内側にロッキングしたため，空虚となる領域が発生

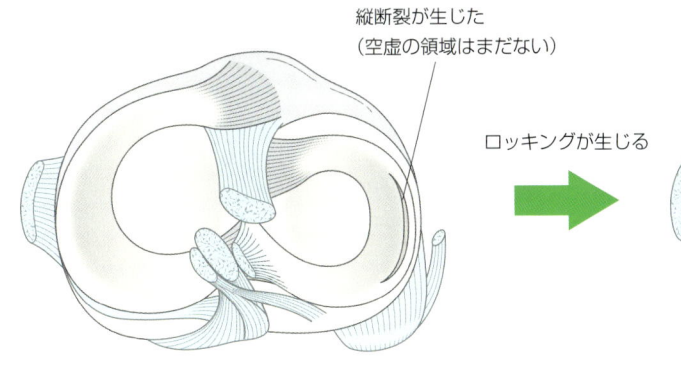

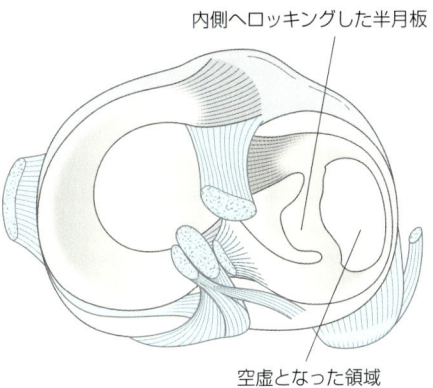

縦断裂が生じた（空虚の領域はまだない）

ロッキングが生じる

内側へロッキングした半月板

空虚となった領域

上記MRIの状態

4-5

主な治療

- 保存療法:外固定,運動療法を行う.
- 手術療法:半月板縫合術を行う.
- 後療法:術後数週間のギプス固定や荷重制限を行う.

手術療法(関節鏡像)

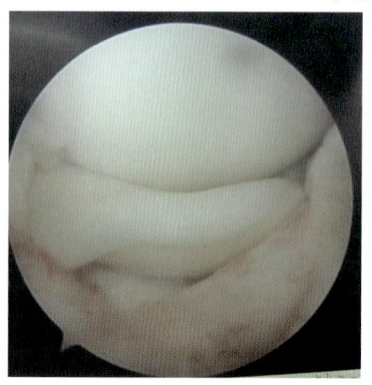

バケツ柄状断裂でロッキングした外側半月

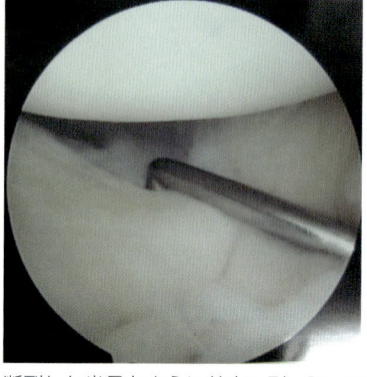

断裂した半月をさらに前方へ引っ張っている

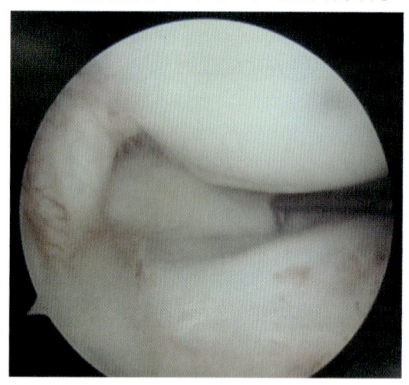

プローブで整復

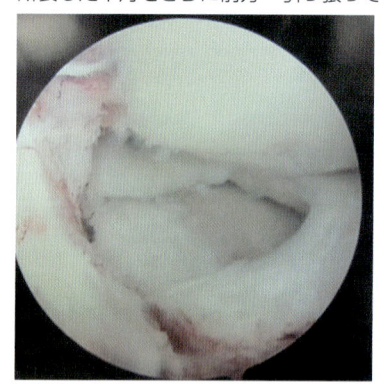

inside-out法で縫合

管理のポイント

- 観察：内科的合併症のチェックを行う．また，膝関節痛がある場合は可動域，歩行状態，日常生活動作の程度，神経障害がある場合は足関節，足趾の自動運動（特に腓骨神経麻痺に注意），循環障害がある場合は足背動脈の触知，チアノーゼ，爪退色反応，下肢腫脹（特にコンパートメント症候群やギプス障害に注意）を観察する．加えて，感染徴候を見逃さない（創部や熱型のチェック）．
- 受傷後から速やかに行うべき処置（RICE処置）：安静(Rest)，冷却(Icing)，圧迫(Compression)，挙上(Elevation)を行う（p.97参照）．
- 排泄：術前は床上排泄方法の説明や練習を行う．術後より離床までは床上排泄や排便コントロール（緩下薬）を行う．車椅子移乗が可能となり次第，膀胱カテーテルを抜去する．
- 清拭，更衣，体位交換：安静度やADLに応じて適宜介助する．
- 入浴：創部の感染徴候がなければシャワー浴から開始する．
- 予防：深部静脈血栓症の予防として，早期離床や積極的な運動，弾性ストッキングの装着，間欠的空気圧迫法の施行をする．下肢の筋力訓練，装具着脱，スポーツ復帰を指導する．

4-5

靱帯損傷

- 膝靱帯には，前十字靱帯，後十字靱帯，内側側副靱帯，外側側副靱帯がある．
- ジャンプの着地やタックルなどの衝突で断裂をきたす前十字靱帯損傷の頻度が多く，半月板損傷を伴うことがある．

障害部位

- 主な症状として，膝関節痛，膝関節内血腫，膝可動域制限，膝くずれ感などがある．
- 前十字靱帯損傷では，Lachman testなどが陽性となる．
- 側副靱帯損傷では，内反または内反不安定性が出現する．
- 後十字靱帯損傷では，posterior sagging徴候がみられる．

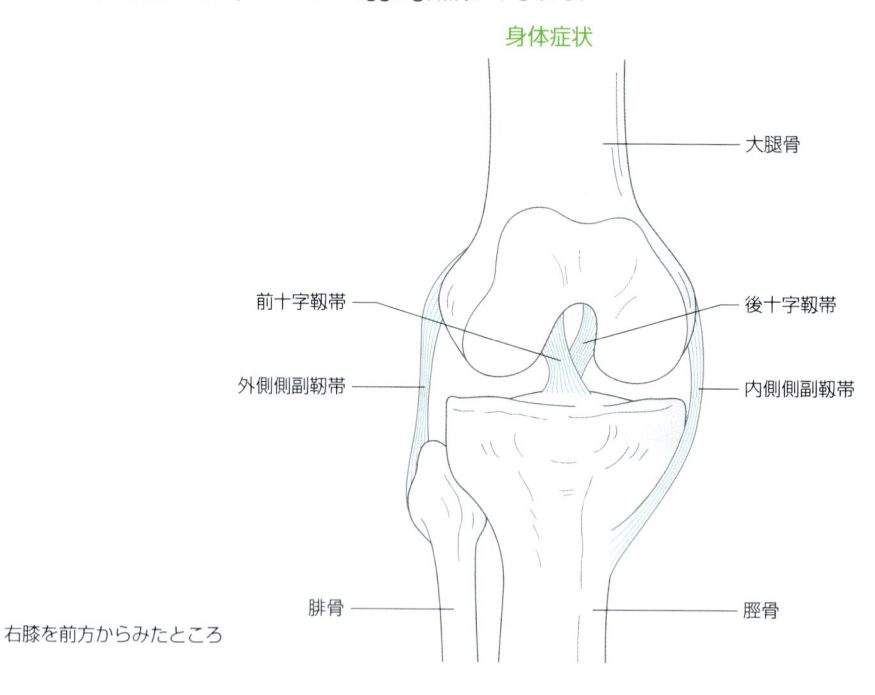

身体症状

大腿骨 / 前十字靱帯 / 後十字靱帯 / 外側側副靱帯 / 内側側副靱帯 / 腓骨 / 脛骨

右膝を前方からみたところ

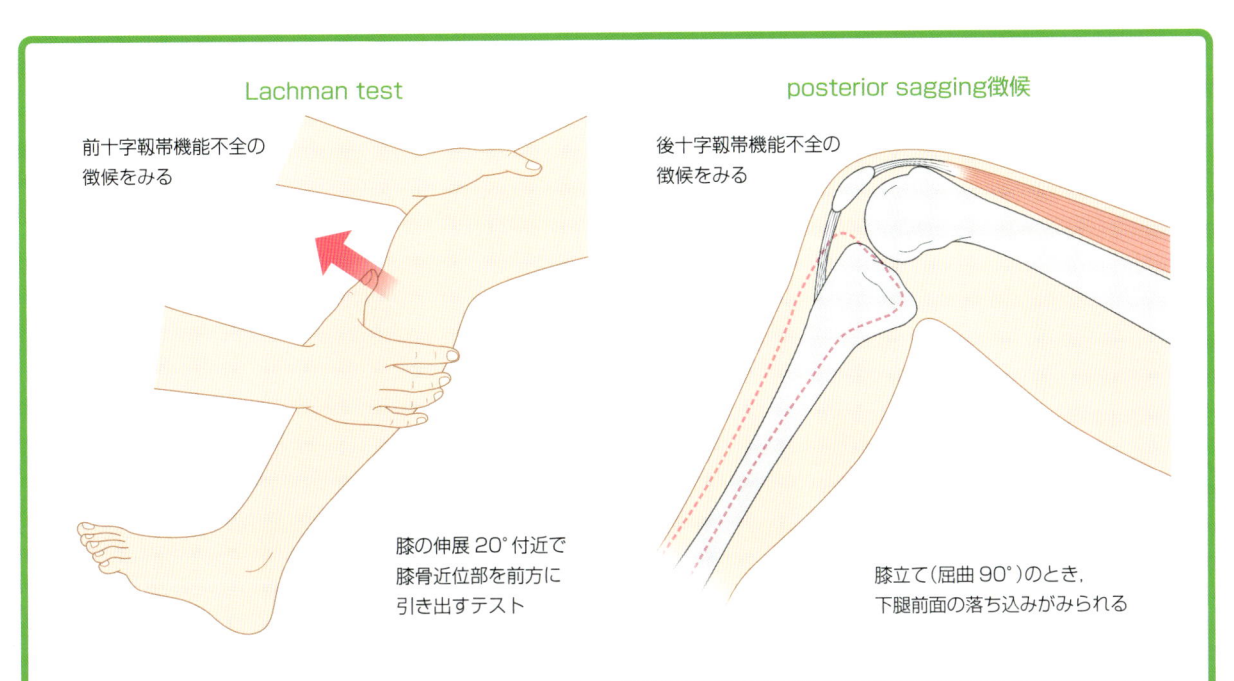

4章　代表疾患のフィジカルアセスメント——膝，下腿

Lachman test

前十字靱帯機能不全の徴候をみる

膝の伸展20°付近で脛骨近位部を前方に引き出すテスト

posterior sagging徴候

後十字靱帯機能不全の徴候をみる

膝立て（屈曲90°）のとき，下腿前面の落ち込みがみられる

主な検査（MRI）

前十字靱帯損傷

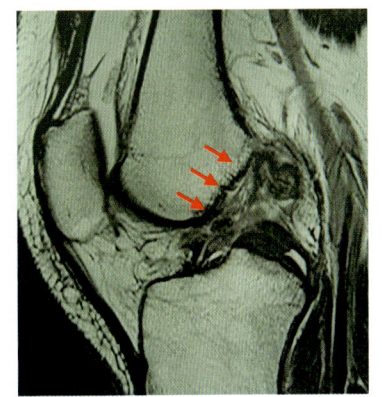

前十字靱帯の途絶を認める

内側側副靱帯損傷

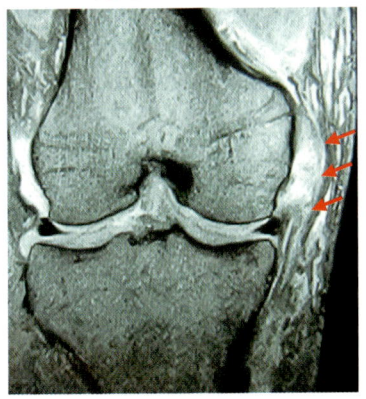

内側側副靱帯に輝度変化を認める

後十字靱帯損傷

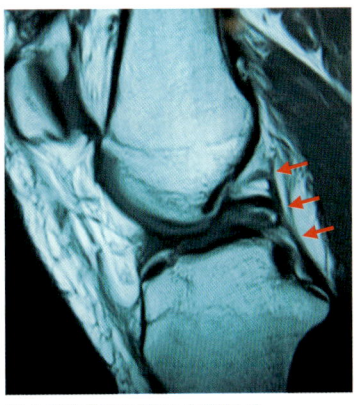

後十字靱帯の菲薄化を認める

4-5

主な治療

- 側副靱帯損傷・後十字靱帯損傷：保存療法が行われることが多い．
- 前十字靱帯損傷：保存療法では自然治癒する可能性がほとんどないため，手術が行われることが多い．
- 手術療法：自家腱による靱帯再建術がある．自家腱として，半腱様筋や薄筋腱，骨つき膝蓋腱が用いられる．
- 後療法：術後1週間ほど外固定をし，数週間の荷重制限を行う．

骨つき膝蓋腱による再建術

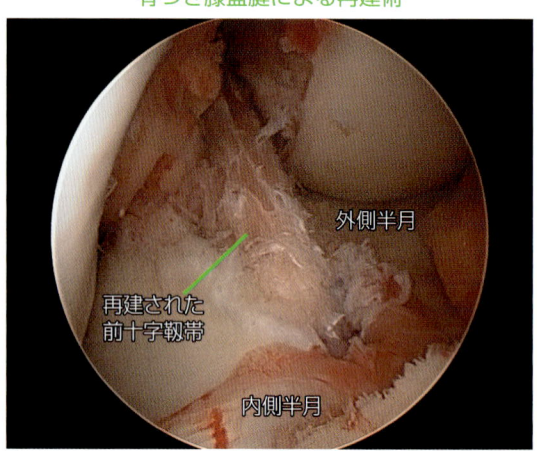

外側半月
再建された前十字靱帯
内側半月

管理のポイント

- 観察：内科的合併症のチェックを行う．また，膝関節痛がある場合は可動域，歩行状態，日常生活動作の程度，神経障害がある場合は足関節，足趾の自動運動（特に腓骨神経麻痺に注意），循環障害がある場合は足背動脈の触知，チアノーゼ，爪退色反応，下肢腫脹（特にコンパートメント症候群やギプス障害に注意）を観察する．加えて，感染徴候を見逃さない（創部や熱型のチェック）．
- 受傷後から速やかに行うべき処置（RICE処置）：安静（Rest），冷却（Icing），圧迫（Compression），挙上（Elevation）を行う（p.97参照）．
- 排泄：術前は床上排泄方法の説明や練習を行う．術後より離床までは床上排泄や排便コントロール（緩下薬）を行う．車椅子移乗が可能となり次第，膀胱カテーテルを抜去する．
- 清拭，更衣，体位交換：安静度やADLに応じて適宜介助する．
- 入浴：創部の感染徴候がなければシャワー浴から開始する．
- 予防：深部静脈血栓症の予防として，早期離床や積極的な運動，弾性ストッキングの装着，間欠的空気圧迫法の施行をする．下肢の筋力トレーニング，可動域練習（CPM〈continuous passive motion〉の使用方法），装具着脱，スポーツ復帰を指導する．

4章 代表疾患のフィジカルアセスメント──膝，下腿

下腿骨骨折

- 交通外傷や，スポーツ外傷で受傷することが多い．
- 下腿は骨を覆う軟部組織が薄く，治療に難渋する場合もあるので軟部組織管理はきわめて重要である．特に，開放骨折では開放創の状態により治療方針が異なる．

障害部位

主な症状として，下腿部痛，変形，腫脹などがある．

身体症状

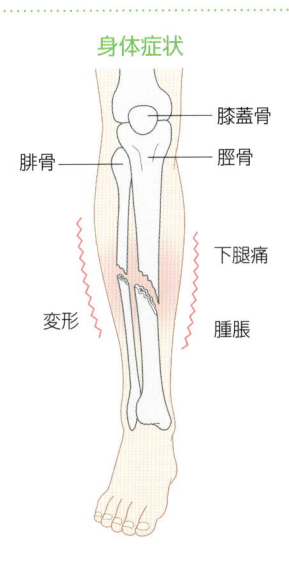

膝蓋骨・脛骨・腓骨・下腿痛・変形・腫脹

主な検査

●脛骨腓骨骨幹部骨折（左：X線像，右：3D-CT）

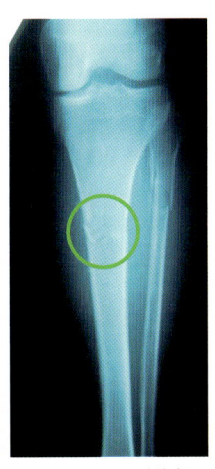

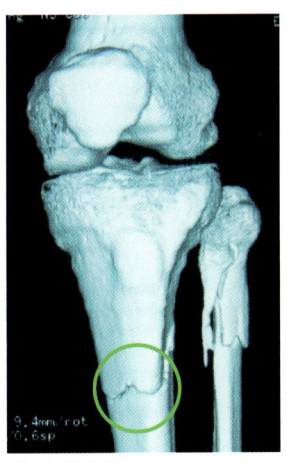

脛骨と腓骨の近位部に骨折線を認める

●脛骨開放粉砕骨折（左：X線像）

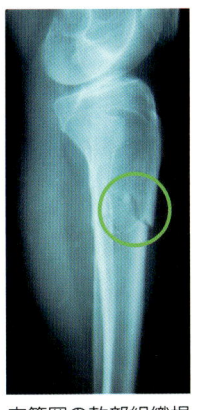

広範囲の軟部組織損傷・欠損を伴っている

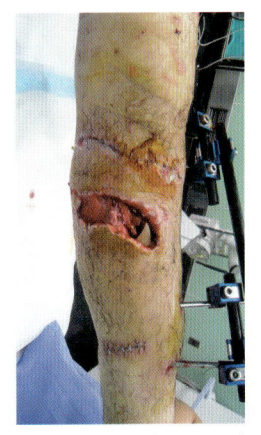

開放創より粉砕した骨が見える

105

4-5

主な治療

- 保存療法：転位の少ない骨折であれば，ギプス固定を行う．
- 手術療法：軟部組織損傷が大きい場合は，創外固定などでdamage control手術をしたうえで，2期的に髄内釘やプレートで最終固定する方法が一般的だが，イリザロフ型創外固定を使用すれば，初回手術から最終固定が可能である．
- 後療法：骨折部の安定性により，可動域練習や荷重歩行の開始時期が決定される．

創外固定によるdamage control手術後

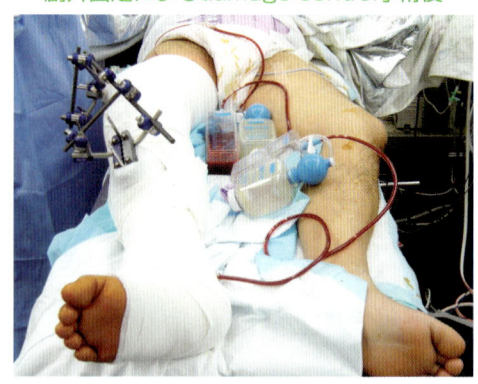

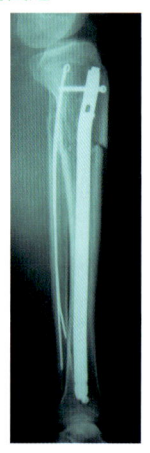

髄内釘固定 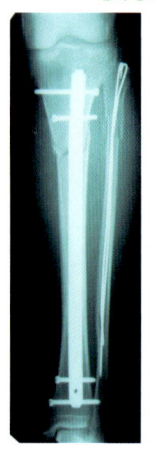　　プレート固定

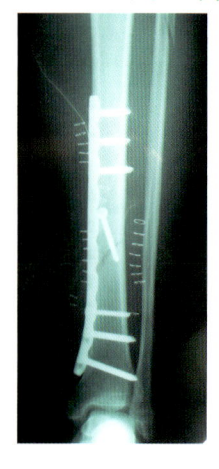

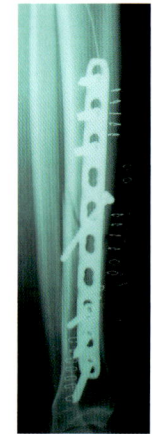

管理のポイント

- 観察：内科的合併症のチェックを行う．また，膝関節痛がある場合は可動域，歩行状態，日常生活動作の程度，神経障害がある場合は足関節，足趾の自動運動（特に腓骨神経麻痺に注意），循環障害がある場合は足背動脈の触知，チアノーゼ，爪退色反応，下肢腫脹（特にコンパートメント症候群やギプス障害に注意）を観察する．加えて，感染徴候を見逃さない（創部や熱型のチェック）．
- 受傷後から速やかに行うべき処置（RICE処置）：安静（Rest），冷却（Icing），圧迫（Compression），挙上（Elevation）を行う（p.97参照）．
- 排泄：術前は床上症状排泄方法の説明や練習を行う．術前より離床までは床上排泄や排便コントロール（緩下薬）を行う．車椅子移乗が可能となり次第，膀胱カテーテルを抜去する．
- 清拭，更衣，体位交換：安静度やADLに応じて適宜介助する．
- 入浴：創部の感染徴候がなければシャワー浴から開始する．
- 指導：深部静脈血栓症の予防として，早期離床や積極的な運動，弾性ストッキングの装着，間欠的空気圧迫法の施行をする．下肢の筋力トレーニング，可動域練習（CPM〈continuous passive motion〉の使用方法）を指導する．

4-6 足，足趾

足・足関節の骨折

- 足関節周辺の骨折には果部骨折，脛骨天蓋骨折，踵骨骨折などある．
- 高エネルギー外傷が多く，軟部組織損傷を生じやすい．
- 転位が少ない場合は保存療法となるが，多くは手術療法となる．
- 中足骨および足趾の骨折では保存療法が多い．

障害部位

●足関節両果骨折（X線像）

治療前

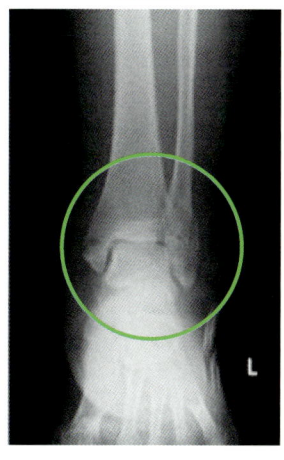

骨接合術（プレートとスクリュー固定）後

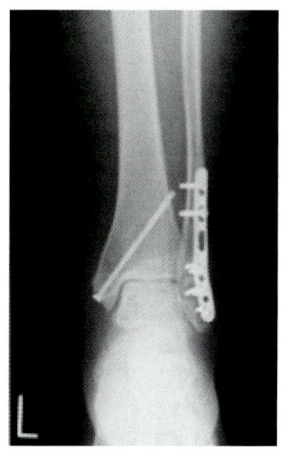

●脛骨天蓋骨折

X線像

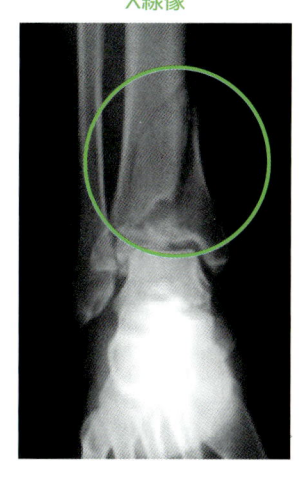

3D-CT像

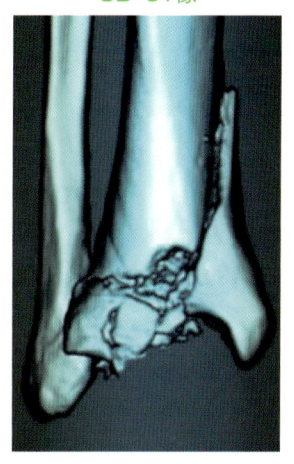

4-6

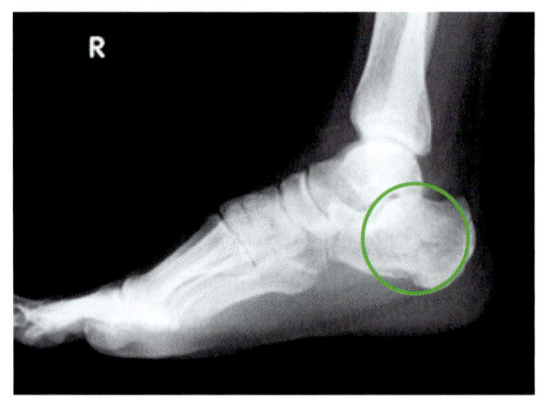

●踵骨骨折（X線像）　　●距骨骨折

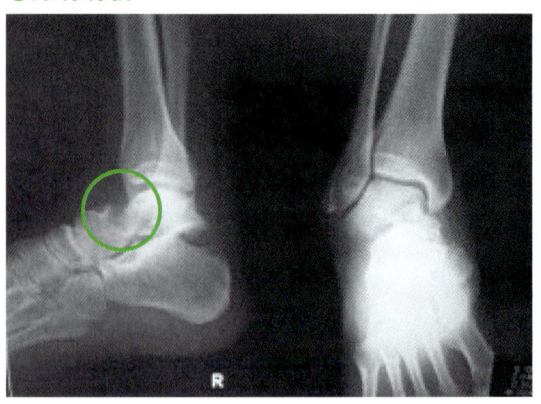

主な検査

- X線，CTなどを行う．
- 特に骨折形態の評価では，3D-CTが有用である．

主な治療

- 保存療法：転位が軽度の際に行われる．ギプス，シーネを使用し，長期の免荷が必要になること多い．
- 手術療法：プレート，スクリュー，鋼線，創外固定などで骨折部を固定する．方法は骨折形態によって選択される．

管理のポイント

●足関節周囲骨折

- 特に，軟部組織のトラブルを生じやすいため，腫脹の程度，水疱，壊死，感染，しびれ感，知覚障害，コンパートメント症候群（出血や浮腫により筋区画内圧が上昇し，組織の血流障害が起こる）の有無などを確認する．
- なかでも，コンパートメント症候群では，神経障害や筋壊死となる可能性あるため，激しい疼痛や運動障害，知覚障害を認めるときは要注意である．

コンパートメント症候群

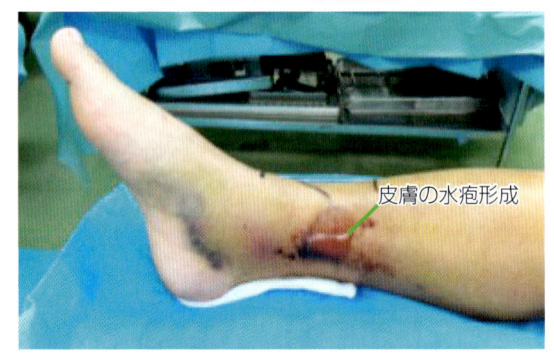

皮膚の水疱形成

脛骨天蓋骨折のシーネ固定後の皮膚の状態

●保存療法

- ギプスやシーネ固定のトラブルを回避する．
- 中足骨や足趾の骨折では踵荷重を許可する場合があるため，荷重の有無について確認する．
- 皮膚障害，神経障害，循環障害，ギプスの圧迫，ゆるみの有無，下腿の腫脹，疼痛，皮膚色，深部静脈血栓症，肺梗塞などを確認する．

- 特に，腓骨神経麻痺は，腓骨頭が長時間圧迫されることにより生じやすいので注意を要する．腓骨神経麻痺の確認は足関節の背屈，母趾の背屈が可能かどうか，足背の知覚の有無を観察する．

●手術療法

- 術前：シーネ固定や創外固定，直達牽引を行うこと多い．また，既往歴の有無，内服薬の確認など全身状態の評価が術後合併症の予防に重要となる．
- 術後：骨折部固定の状態によって安静度が異なるため，確認が必要である．シーネ固定などの外固定を併用することもある．創外固定器を装着した場合は，ピン刺入部の管理が重要である．

チェックポイント

術前	術後
●シーネ固定によるトラブル：皮膚障害，循環障害，神経障害 ●創外固定，直達牽引のピン刺入部の管理：感染兆候の有無（発赤，腫脹，疼痛，滲出液） ●全身状態の評価：栄養状態の確認 ●既往歴の有無：特に糖尿病の有無．血糖コントロールの状態を確認する ●術前休薬の有無	●創部の確認：出血，発赤，腫脹，滲出液など ●疼痛，しびれ ●神経障害の確認：知覚・運動麻痺の有無 ●深部静脈血栓症，肺塞栓症の有無 ●安静度の確認 ●創外固定ピン刺入部の管理

●リング型創外固定器

- 骨折部の粉砕が強く，内固定では固定力不十分なときに用いられる．骨癒合が得られるまで長期間の装着を要するため，装着期間のピン刺入部の管理，患者への洗浄指導が感染予防に重要である．
- 一般的に術後，ピン刺入部からの出血がコントロールされたら，シャワー洗浄による管理を行う．ピン刺入部を入念に洗うことが重要である．

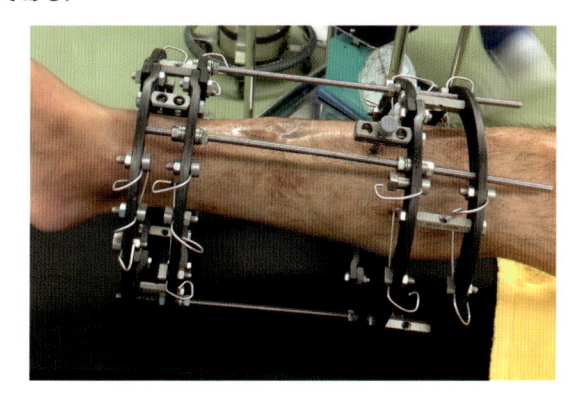

4-6

アキレス腱断裂

- スポーツ外傷の一つであり，7〜8割はスポーツ中に発生する．
- 20歳後半〜50歳で好発する．
- 球技やラケット競技での受傷が多い．
- 保存療法と手術療法がある．

障害部位

●アキレス腱の解剖図

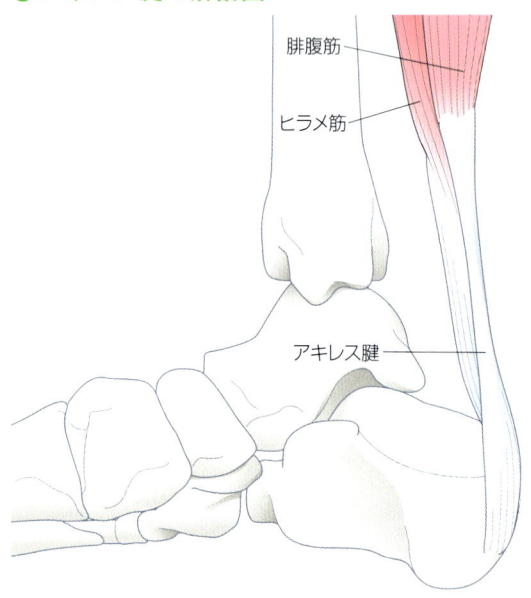

腓腹筋
ヒラメ筋
アキレス腱

下腿三頭筋の腓腹筋，ヒラメ筋がアキレス腱となり，踵骨に付着する．ヒラメ筋は腓腹筋の深層にある

●アキレス腱断裂時

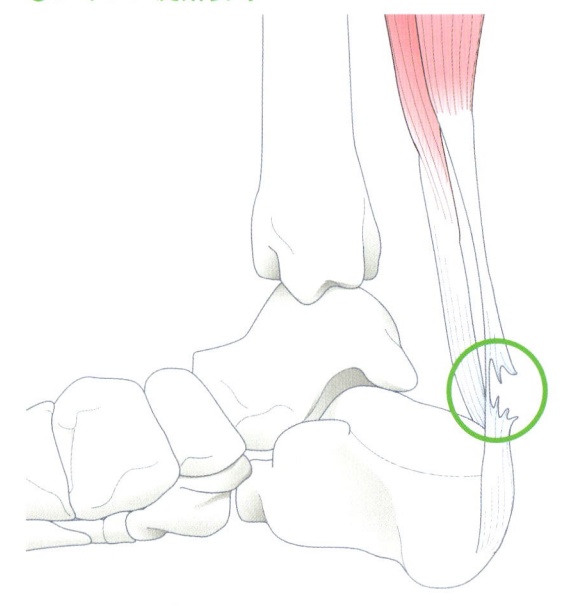

アキレス腱断裂部は陥凹となる

主な検査

- 問診で「後ろから誰かに蹴られた」「バッドで叩かれた」などと受傷時の状態を表現すること多い．
- ①断裂部の陥凹の触知，②足関節自動底屈不能，③Thompsonテスト陽性（腹臥位で膝90°屈曲位とし，下腿三頭筋をつかむ．健側は足関節底屈するが，断裂側は底屈しない）であれば診断が確定する．
- 超音波検査やMRIで断裂部を確認できる．

●アキレス腱のMRI

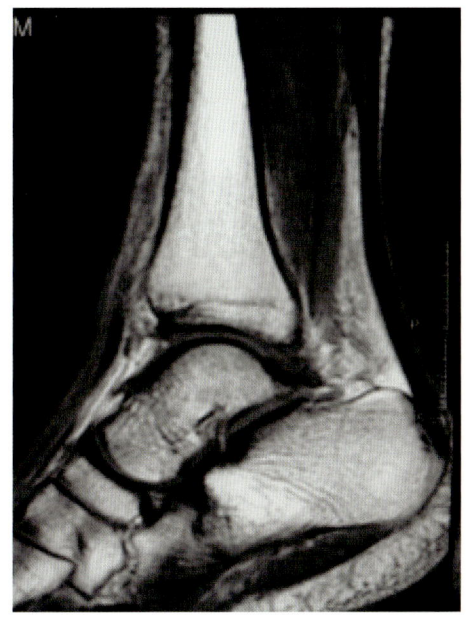

正常 / 断裂したアキレス腱

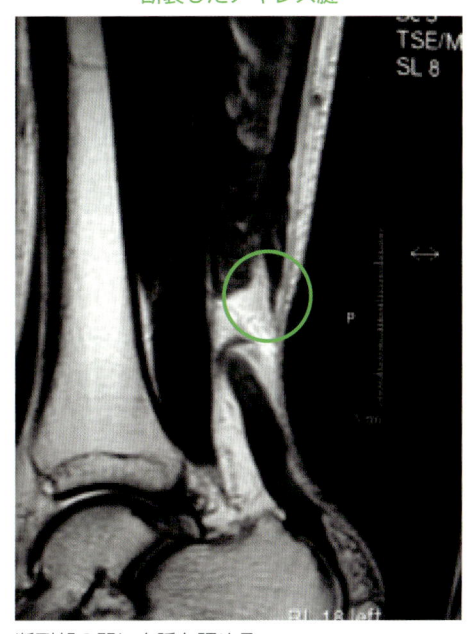

断裂部の間に血腫を認める

主な治療

- 保存療法と手術療法があり，どちらの治療法でもスポーツ復帰までは5〜6か月を要する．
- 保存療法：ギプスによる固定を行う．足関節底屈位での固定では6週間以上のギプス固定を要する．ギプス除去後は治療用装具を装着する．
- 手術療法：観血的および経皮的に縫合する方法で，術後はギプス固定となるが，保存療法よりギプス固定期間が短い．ギプス除去後は治療用装具を装着する．

管理のポイント

- ギプスによるトラブルの予防：皮膚障害，神経障害，循環障害，ギプスの圧迫・ゆるみの有無を確認する．
- ギプス固定中は足関節底屈位のため転倒に注意する．
- 治療期間中の再断裂予防の指導を行う．

4-6

外反母趾

- 母趾が中足趾節（MTP）関節で外反し，母趾MTP関節内側で痛みを生じる．
- 病因として外的要因と内的要因があり，外的要因は履物による問題が最も大きい．女性に多い．
- 母趾MTP関節内側や足底に胼胝を伴うことがある．
- 第2MTP関節や第2，3リスフラン関節に関節症性変化を認める場合がある．
- 保存的治療で改善しないときは手術療法が勧められる．

障害部位

●外反母趾

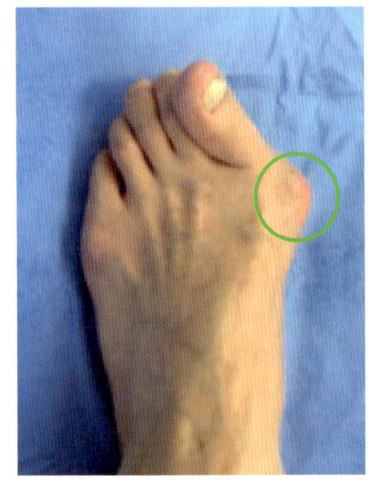

中足骨頭内側に滑液包炎（バニオン）を認める

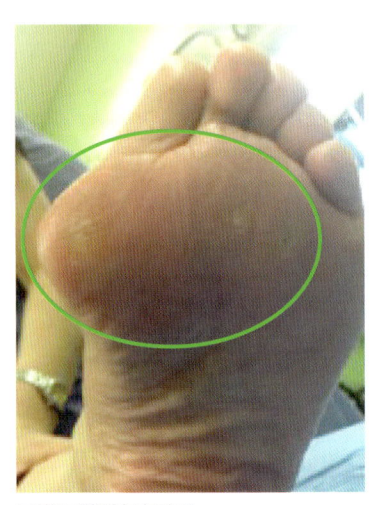

足底に胼胝を有する

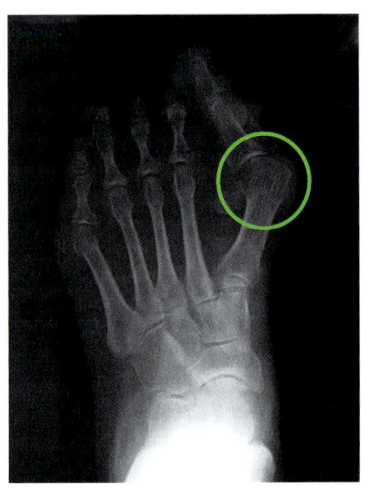

X線像：母趾が外反し，第1中足骨頭が内側に突出している

主な検査

- X線による立位足正面，側面，種子骨撮影，CTなどを行う．
- 足正面像で外反母趾角を計測する．

外反母趾角

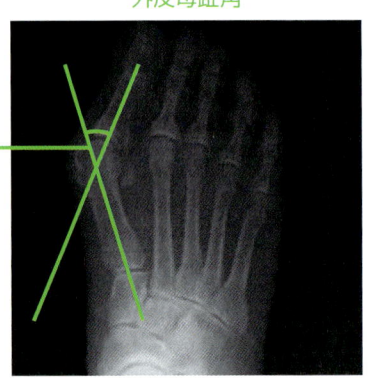

外反母趾角	重症度
20〜30°	軽度
30〜40°	中等度
40°以上	重度

主な治療

- 保存療法：履物指導，装具療法，運動療法（タオルつかみ体操，ホーマン体操*など）
- 手術療法：骨切り術を行う．変形の程度によってさまざまな術式が選択され，近位，骨幹部，遠位での骨切りがある．

●中足骨遠位骨切り術

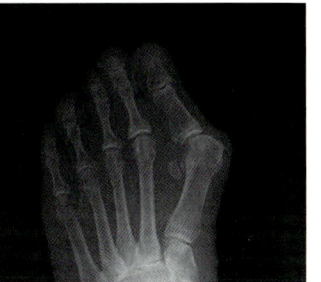

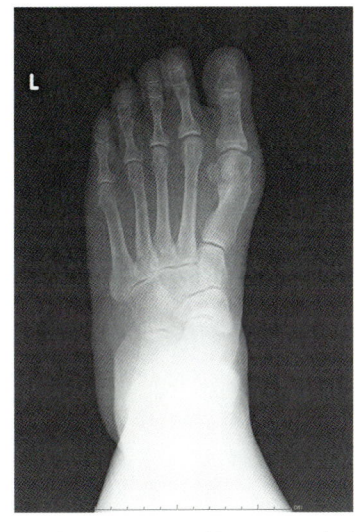

治療前　　　　　　　術後

*ホーマン体操：床に座り足を伸ばす．2〜3cmほどのゴムバンド（または，ひもを輪にしたもの）を両足の母趾にかける．踵を支点として足趾を外側に広げ，5〜10秒保持する運動．

管理のポイント

●保存療法

- 変形突出部による皮膚の発赤や胼胝の状態を確認する．
- 履物の状態を確認．前足部の幅が広いものやヒールの低い靴が勧められる．
- 装具療法時の管理，指導を行う．

●手術療法

- 術後の皮膚の色調，特に足趾の色調を十分に観察する．
- 足部の腫脹が見られる場合はクーリングを行う．
- 骨切り術後，骨癒合が得られるまでは，骨癒合遅延や骨切り部での変形を生じる場合があるため，母趾の踏み返し動作に注意する．
- 術後に装具をする場合，その管理，指導を行う．

4-7 体幹

頸椎椎間板ヘルニア

脊椎疾患のなかで頻度の高い疾患であり，中高年に多い．

障害部位

- 脊髄から分かれた神経根が圧迫されると，片側の頸部，肩甲骨帯に続き，上肢に痛みやしびれを生じ，増悪すると筋力低下を呈する．
- 正中のヘルニアが脊髄を圧迫すると，手指の巧緻運動障害（細かな運動障害），歩行障害，膀胱直腸障害などの症状が出現する．

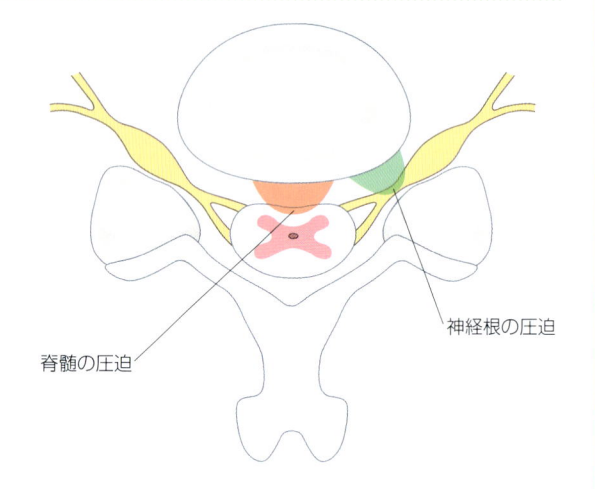

脊髄の圧迫　　神経根の圧迫

主な検査

- 単純X線：椎間板の変性や骨棘，弯曲異常などを確認する．
- MRI：脊髄，神経根がどの場所で圧迫されているかを確認する．
- 脊髄造影：造影剤のブロック像から，狭窄部位の確認や頸椎の動作により，どのような圧迫変化を生じるか確認できる．CTの追加により骨棘の有無なども詳細に確認可能．

MRI
T2強調矢状断像

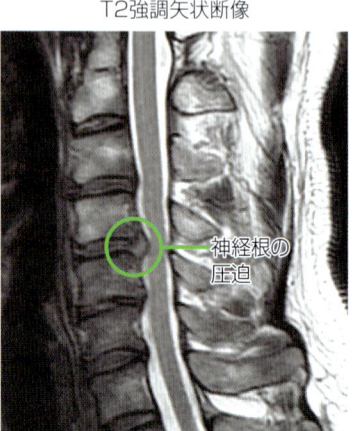

神経根の圧迫

脊髄造影
横断像

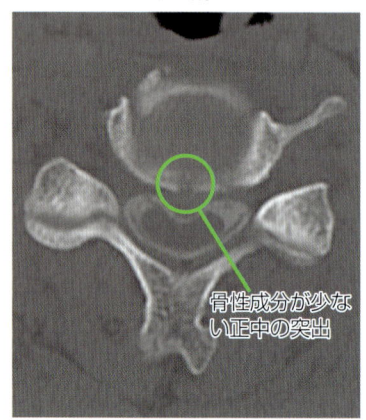

骨性成分が少ない正中の突出

脊髄造影後CT
矢状断像

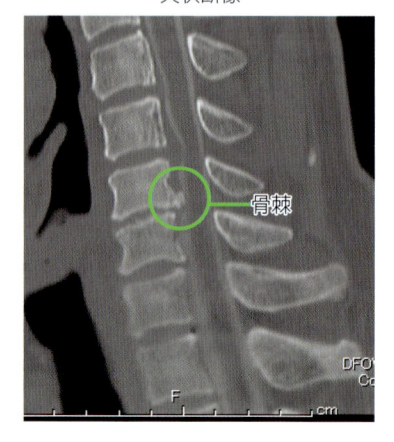

骨棘

主な治療

- 多くの症例では自然回復が期待できるので，保存療法として消炎鎮痛剤の内服や，理学療法を行う．6週間～3か月以上にかけて症状の改善が認められない場合や，日常生活に支障をきたす場合には，手術療法を検討する．
- 手術方法としては，ヘルニアの部位により，前方除圧固定術や後方椎間孔拡大術などが選択される．
- 前方固定術は，頸椎の前面から，食道や気管と血管の間に侵入し，ヘルニアを摘出する．その後，骨盤からの骨や，人工のケージに骨を入れて，プレート，スクリューといった金属で固定する．椎体間の骨癒合が目的となり，術後約6か月～1年間を要する．
- 椎間孔拡大術では，頸椎の後方から，関節の内縁付近に鍵穴状の穴をあけて神経を除圧し，可能であればヘルニアも摘出する．そのため，左右どちらかに偏ったヘルニアに適応がある．
- 術直後は，血腫による麻痺の増悪，髄液漏などに注意し観察する．特に前方固定術の直後は，まれに急激な出血による気道閉塞をきたすことがあり，注意が必要である．
- その他，食道の圧迫と腫脹による嚥下障害，反回神経麻痺による嗄声や誤嚥の有無を観察する必要がある．

前方固定術

術中　　　　　　　　　術後（X線側面像）

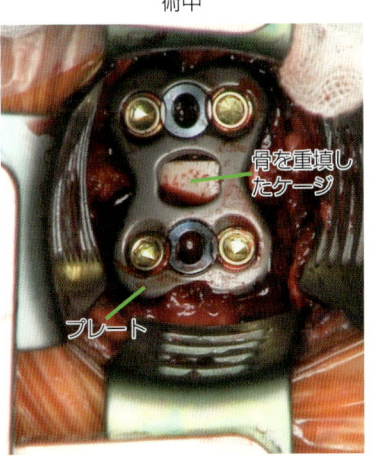

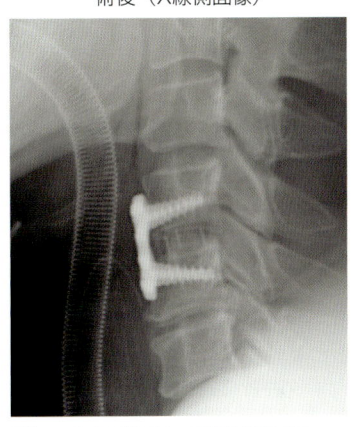

骨を重填したケージ
プレート

プレートスペンサーを用いている

管理のポイント

- 保存加療では，頸椎に負担をかけない生活を心がける．薬物療法や温熱療法，神経ブロック，頸椎カラーの使用などで，脱出した髄核の大半は吸収される．
- 術後は頸椎カラーを装着し，前方固定術では骨癒合が得られるまで，過度な負荷がかからないように注意する．椎間孔拡大では痛みが落ち着くまで（1～2週間）は使用するが，長期使用は頸椎の動きを悪化させるので注意が必要である．

4-7

頚椎症性脊髄症

頚椎の変形性変化により，脊髄・神経が圧迫されて，上下肢の痛みや痺れ，麻痺が生じる疾患である．

障害部位

頚椎，椎間板の加齢性変化などによる，骨棘，靱帯の肥厚，すべりによる骨のずれなどにより脊髄が圧迫されると，上下肢のしびれ，痛み，運動麻痺，手指の巧緻運動障害（細かな運動障害），歩行障害，排尿障害などが出現する．

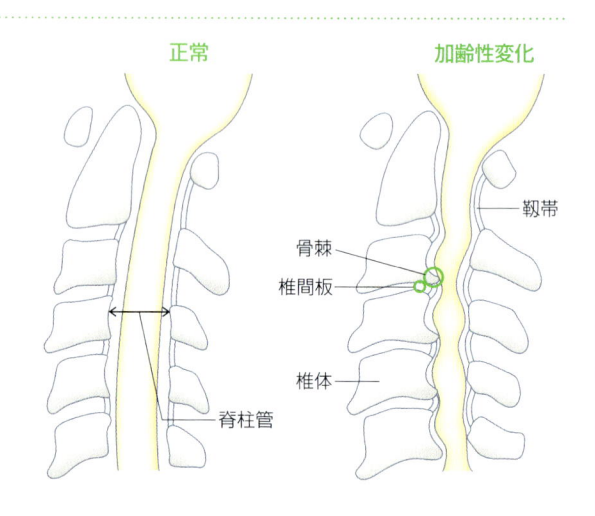

正常　　　加齢性変化

- 靱帯
- 骨棘
- 椎間板
- 椎体
- 脊柱管

主な検査

- 単純X線：骨棘などによる脊柱管狭窄を直接計測し，13mm以下となると，症状を呈しやすい．
- MRI：脊髄の圧迫を直接確認できる．多椎間狭窄では，ヘルニアや靱帯肥厚などの確認，障害部位の確定に有用である．
- 脊髄造影：脊柱管内の脊髄，神経に造影剤を用いて描出する．CTの追加により，MRIではわかりにくい骨棘などの細かな病変が観察可能である．

脊髄造影後CT

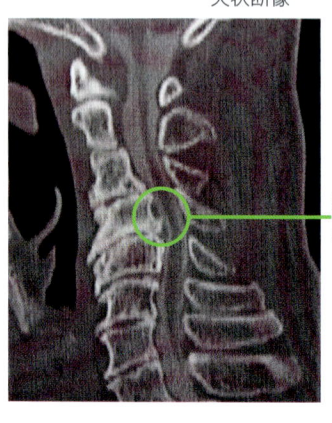

矢状断像　　　横断像

椎体の肥厚変形による脊髄圧迫

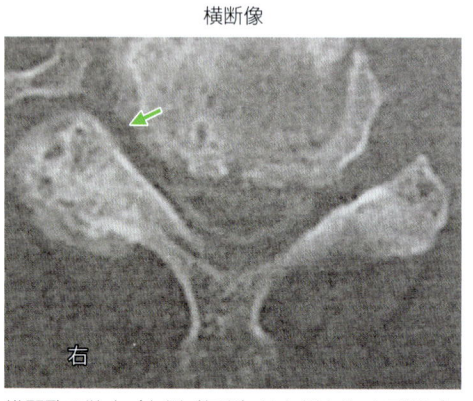

椎間孔の狭小（右側〈矢印〉は左側と比べて狭い）

4章　代表疾患のフィジカルアセスメント──体幹

主な治療

- 保存療法の場合，薬物療法，理学療法，頸椎カラーなどが使用され，改善が見込まれる．
- 症状は経年的に増悪する可能性があり，脊髄が不可逆性変化を起こすと，症状の改善が思わしくない．
- 歩行障害や手指巧緻運動障害などの症状が悪化したら，タイミングを逃さずに手術を行うのが重要である．
- 手術は前方法（前方除圧固定術）と後方法（脊柱管拡大術，後方除圧固定術）に大別される．どちらの方法でも，10日〜3週間ほどで退院できることが多い．

●前方除圧固定術

1〜2椎間の前方病変に適応する．神経を圧迫する椎間板や骨棘を取り除き，その部分に骨盤などからの骨や，スペーサーなどを補填して固定する．

術中（腸骨移植による）　　　　　　術後（X線側面像）

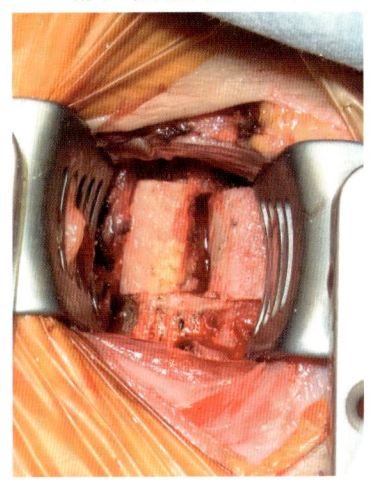

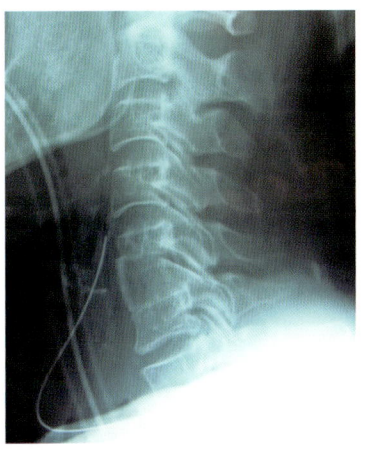

腸骨移植のみを実施 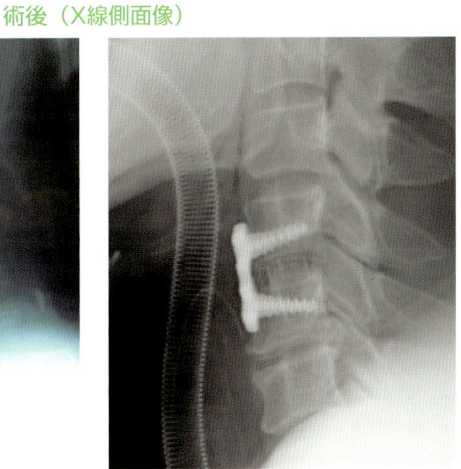　　　　　　金属プレート・人工ケージを用いている

●後方拡大術

椎弓を真ん中から左右に開き，脊柱管を広げ，スペーサーを設置し，神経の圧迫を取り除く．

術後（X線側面像）　　　　　　術後CT（横断像）

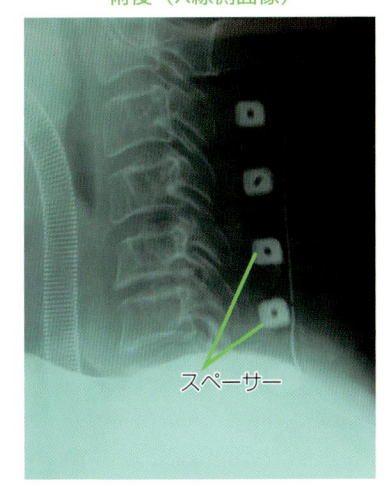

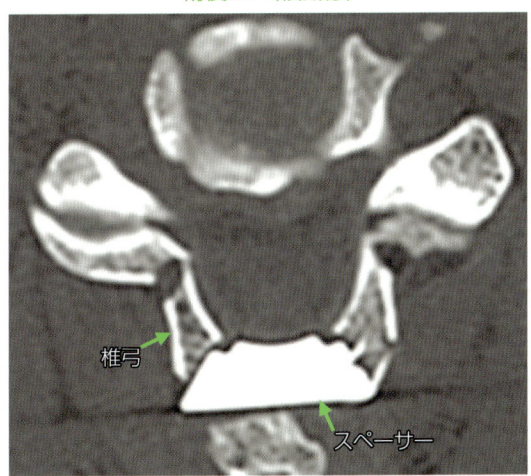

スペーサー　　　　　　椎弓　　スペーサー

4-7

●後方除圧固定術
- ●不安定性や，弯曲異常がある場合に行う．関節近くにスクリューを刺入し，脊髄や神経の除圧と骨移植を行う．
- ●術直後は，血腫による麻痺の観察や，感染などによる発熱などに注意する．
- ●固定術では骨癒合まで，3～6か月程度，フィラデルフィアカラーもしくはソフトカラーなどを使用する．金属，移植骨の損傷を予防するため，急激な動作に注意する．

術中　　　　　　　術後（X線側面像） 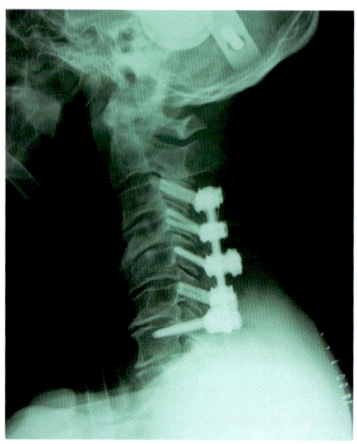　　　　　術後（X線正面像）

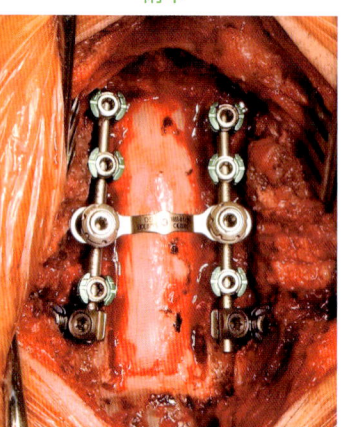

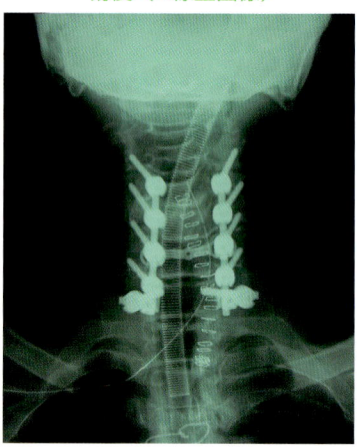

フィラデルフィアカラー 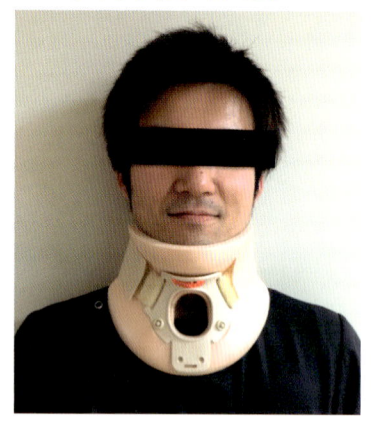　　　ソフトカラー

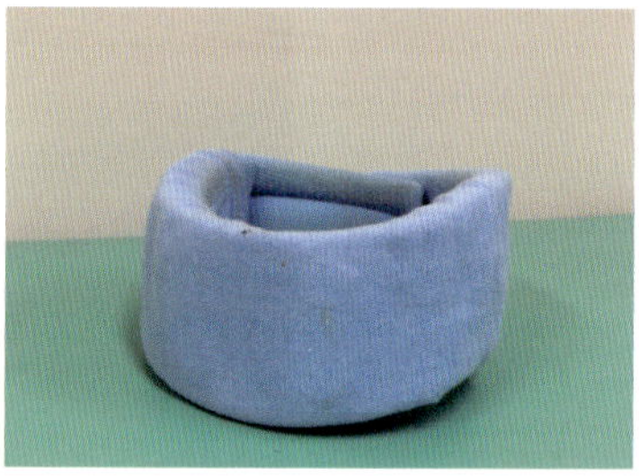

管理のポイント

- ●転倒などによる外傷後に，頸髄に急激な負担がかかり，症状が増悪することがあるので，注意が必要．
- ●拡大術では1週間程度の頸椎カラーを使用する．長期使用は頸椎の動きを悪化させる．
- ●頸部に過度の屈曲や伸展，軸圧などの負荷のかからないよう，生活に注意する．

4章 代表疾患のフィジカルアセスメント――体幹

腰椎椎間板ヘルニア

腰痛，下肢痛を生じる代表的な疾患で，若年者に多い．

障害部位

- 変性に加え，外力などで椎間板に亀裂を生じ，そこから脱出した髄核が神経を圧迫する．
- 罹患椎間はL4/5，L5/S，L3/4の順で多い．
- 腰痛に引き続く下肢痛の出現，坐骨神経，大腿神経に沿う痛みがある．
- 大きなヘルニアでは急激な下肢麻痺と膀胱直腸障害を示すことがあり，緊急手術が必要となる．

主な検査

- 理学所見：各神経レベルによる．運動知覚障害や，SLRT（下肢伸展挙上テスト：L4/5，L5/Sで高い陽性率），FNST（大腿神経伸展テスト：L3/4以上で高い陽性率）などで確認する．
- 単純X線：椎間板の狭小，不安定性，分離症などを確認する．
- MRI：椎間板，ヘルニアと神経の位置関係，圧迫部位の確認が可能である．
- 脊髄造影：脊柱管内に造影剤を注射し，神経の圧迫，腫れ，腰椎の動きによる変化などを観察する．CTの追加で，骨との詳細な位置関係が確認可能である．
- 神経根造影：障害されていると考えられる神経に針を刺し，造影する．圧迫，途絶像などを確認する．痛みの再現や，局所麻酔薬でのブロック効果にて，障害神経を確認でき，さらに治療効果もある．
- 椎間板造影：椎間板のなかに造影剤を注入する．脊髄造影では確認困難な，通常より外側に出たヘルニアの確認などに行う．追加CTは，ヘルニアの脱出形態の判断に有用である．

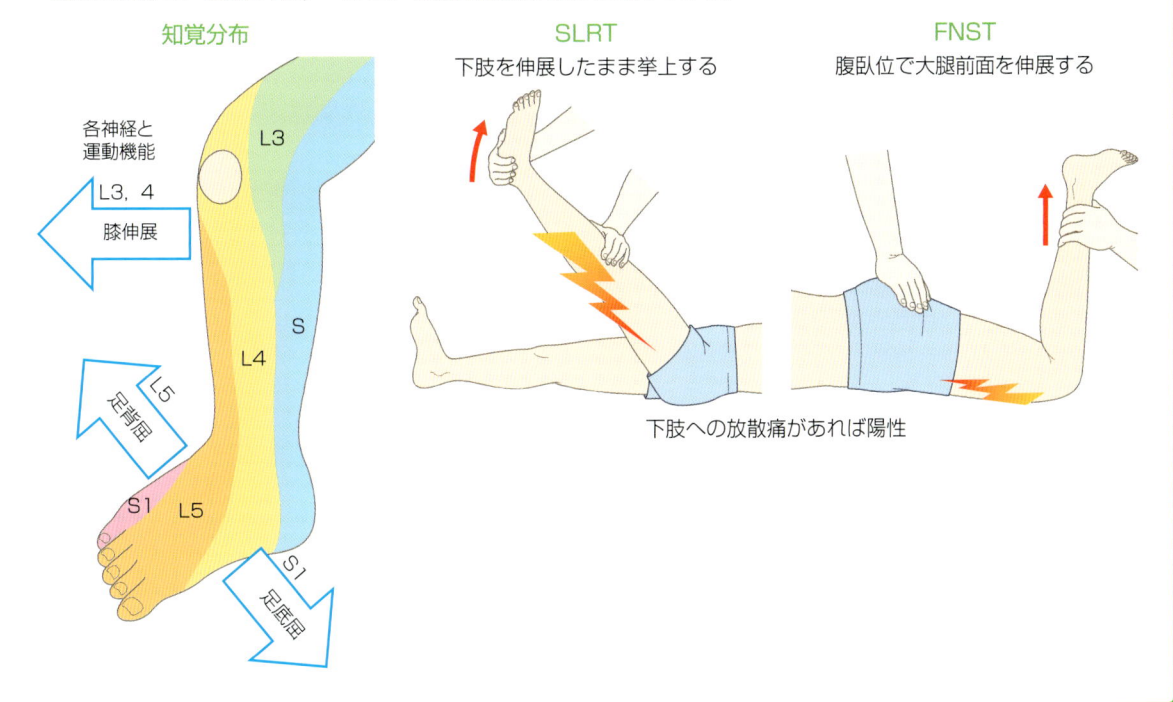

知覚分布　　　　　　SLRT　　　　　　　　　FNST
　　　　　　　下肢を伸展したまま挙上する　　腹臥位で大腿前面を伸展する

各神経と運動機能
← L3, 4 膝伸展
← L5 足背屈
S1 足底屈

下肢への放散痛があれば陽性

4-7

腰椎のX線側面像　　MRI（T2強調矢状断像）　　MRI（T2強調横断像）

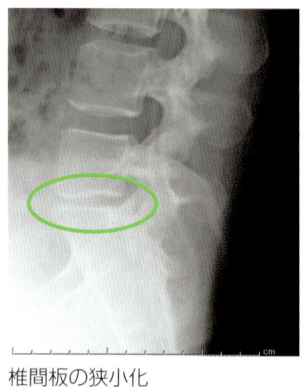

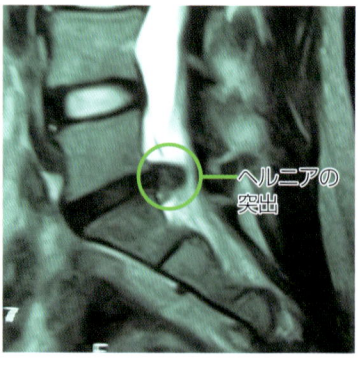

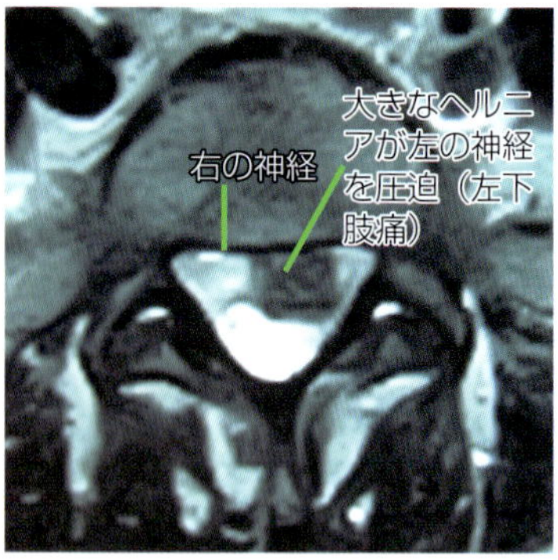

椎間板の狭小化

ヘルニアの突出

右の神経

大きなヘルニアが左の神経を圧迫（左下肢痛）

脊髄造影後神経根造影 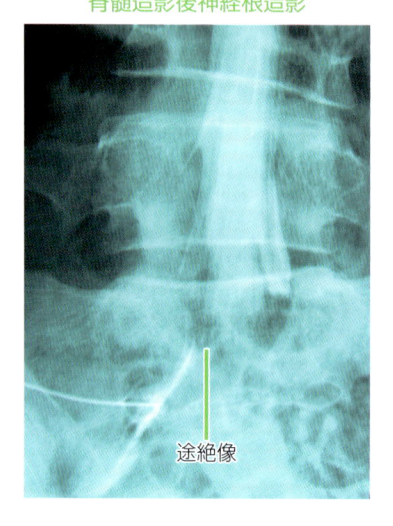　　脊髄造影後CT

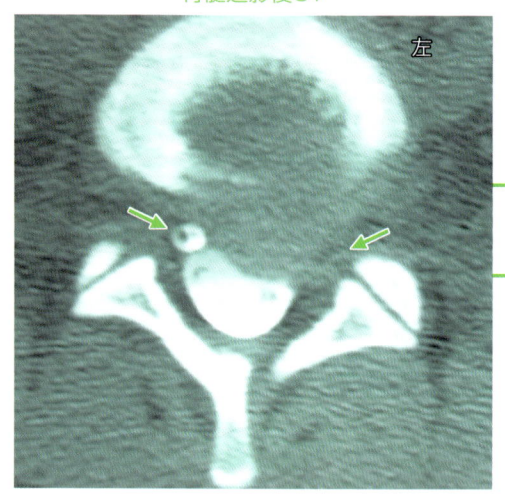

途絶像

左

右に比べ左の神経が見えない

主な治療

- ヘルニアは自然退縮するので，原則として保存療法を行う．
- 進行性麻痺や，膀胱直腸障害を生じた場合は手術の適応とすべきである．
- 通常は6週間〜3か月程度の保存療法を行っても，生活に支障をきたす場合は手術を考慮する．手術は後方椎間板切除（Love法や内視鏡下切除），後方進入椎体間固定，前方固定術などが病態により選択される．術後は，血腫，硬膜損傷による髄液漏，感染などに注意する．
- 除圧術の場合は，3か月程度の軟性コルセットを使用する．
- 固定術の場合は，半硬性から硬性コルセットを，半年〜1年ほど使用する．

管理のポイント

- 保存療法での麻痺進行の看過は，手術を行っても症状の改善度を低下させる．
- 術後は，さらなる椎間板の変性やヘルニアの再発などに注意し，中腰，急激な動作などで負担がかからない日常生活をするよう説明する．

4章　代表疾患のフィジカルアセスメント──体幹

脊椎骨折・脱臼

- 脊椎は頸椎，胸椎，腰椎，仙骨からなり，この骨のなかに，手足の運動，感覚に関与する脊髄や神経が通る．
- 転落事故や交通事故などの大きな外力の場合，骨折に加えて脱臼を伴うこともあり，損傷部位により，四肢体幹の麻痺や呼吸筋麻痺などを生じる．

障害部位

- 脊椎椎体骨折は高齢の女性に起こりやすいといわれ，発生する部位は，胸椎と腰椎の境目や，中位胸椎がほとんどである．痛みや不安定感を伴い，また，脊髄，神経が圧迫されると，損傷部以下での筋力，感覚が障害される．
- 骨粗鬆症では，尻もち，咳などの軽度の外力や，はっきりした外傷がない状態でも生じる．
- 頸髄損傷では，呼吸の麻痺や，血圧低下，徐脈などを生じ，集中室治療が必要となる場合もある．
- 高齢者の椎体骨折では，寝返りや起きあがりなどの腰背部痛が強い．骨粗鬆症性の強い椎体では，骨片の突出により，脊髄や神経が圧迫されることは比較的まれである．

●高所転落による脊椎骨折．胸骨骨折も伴う完全麻痺例

CT（矢状断像）　　　　　　　　　　CT（横断像）

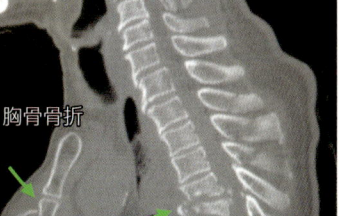

骨折　　　　　　正常

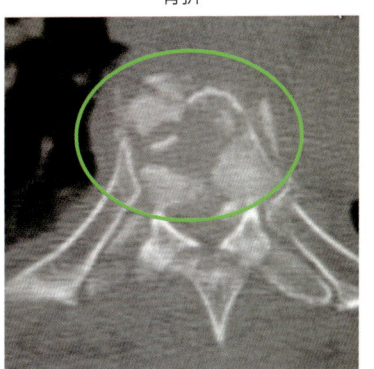

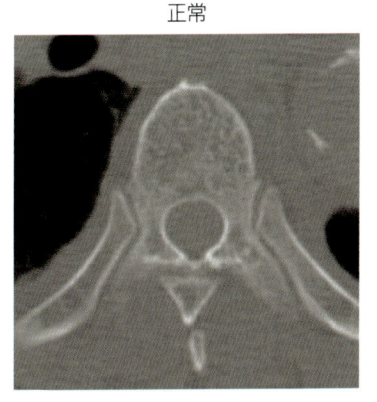

胸骨骨折
胸椎骨折

121

4-7

主な検査

- 単純X線：明らかな骨折，脱臼であれば，椎体の形や，配列異常から診断できる．
- MRI：骨折の形態，脊髄や神経への障害の部位と原因を観察できる．
- CT：椎間関節などの損傷や，骨折部位での転位の大きさを詳細に観察できる．

麻痺なし症例

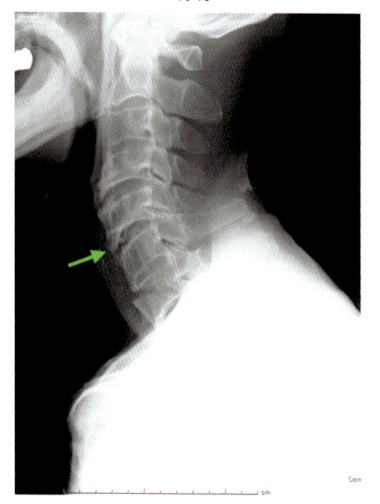

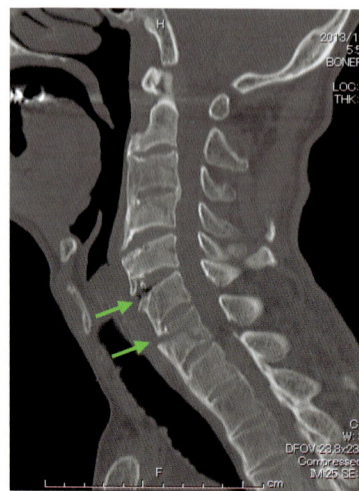

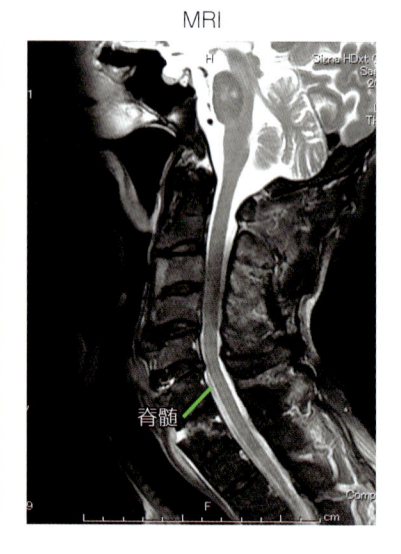

X線像　　　　　CT　　　　　MRI

X線像，CTでは骨折が明らかだが（矢印），MRIでは脊髄の圧迫はない

完全麻痺例

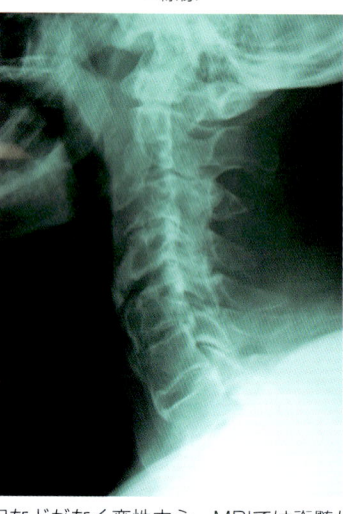

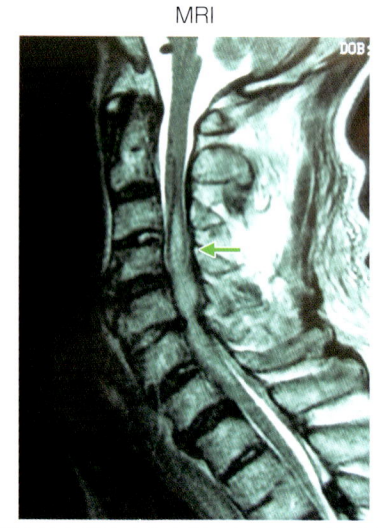

X線像　　　　　MRI

X線像では大きな脱臼などがなく変性中心，MRIでは脊髄が損傷され輝度変化を起こしている（矢印）．四肢麻痺に加え，呼吸障害も認め，気管切開，人工呼吸器での管理を要した

主な治療

- 大きな外力による骨折でも，骨折部が安定していれば装具，ギプスやコルセットなどで治療可能．
- 骨折部位が不安定と判断される場合には手術を検討する．
- 合併損傷などを伴うことがあるので，各科専門の医師と相談のうえ，治療に臨む必要がある．
- 不安定な部位を金属で固定し，早期離床を目標とする．
- 上肢や下肢に麻痺が残った場合には，装具装着やリハビリテーションが必要．
- 高齢者に起こる圧迫骨折の場合，治療は短期間のベッド上の安静で骨癒合を待つ．

多発肋骨骨折による気胸

MRI（T2強調矢状断像）　　CT（横断像）

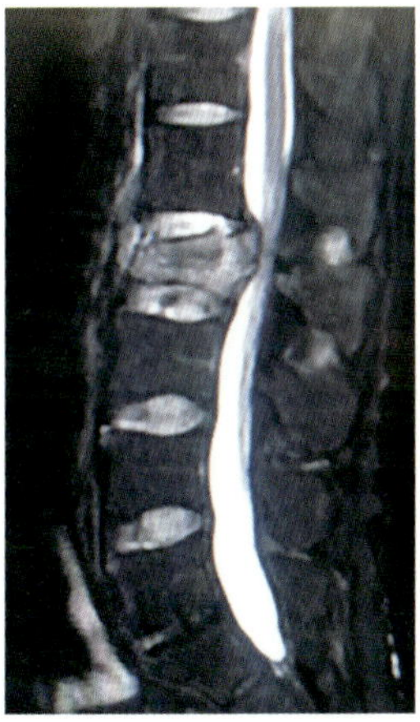

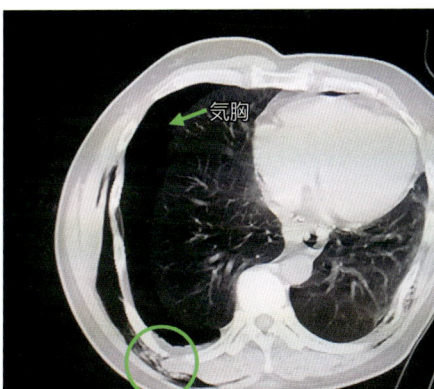

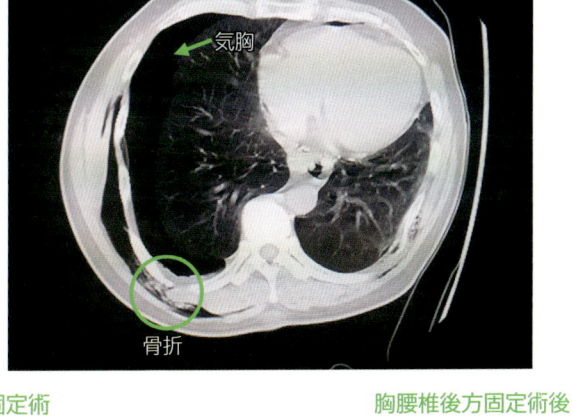

頸胸椎後方固定術
術後（X線正面像）　　術後（X線側面像）

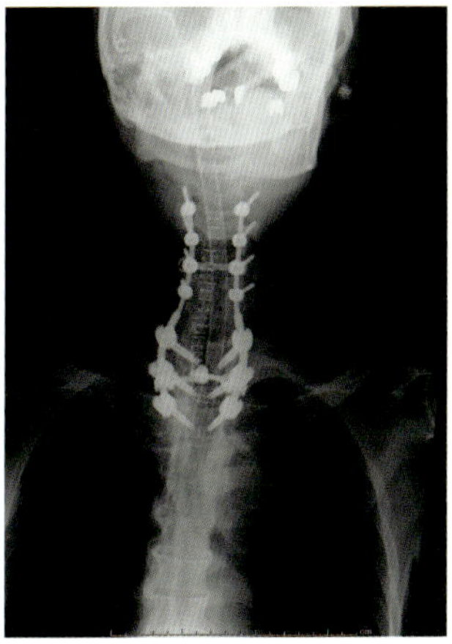

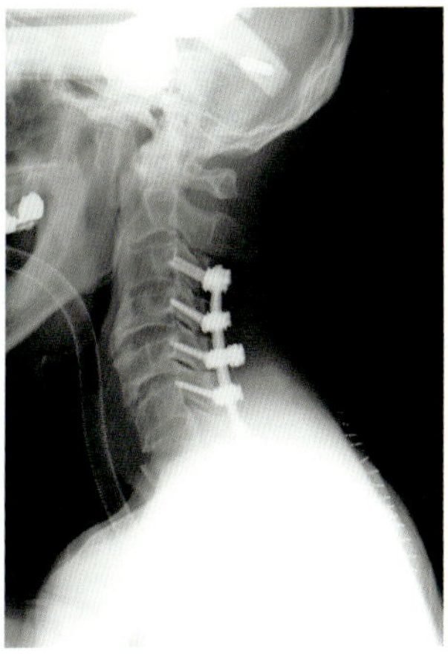

胸腰椎後方固定術後
（X線側面像）

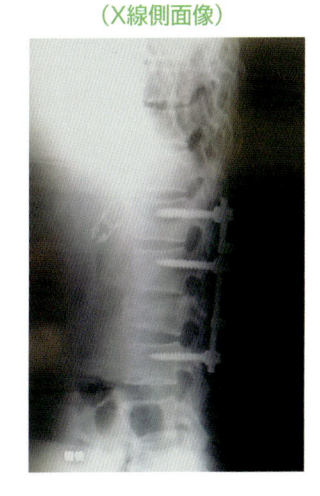

4-7

- コルセットやギプスを使用し，体動時の痛みを和らげる．
- 受傷直後の痛みは強いものの，時間とともに軽快し，痛みはあるものの，3〜4週間程度で日常の生活に戻れる．
- 椎体の骨折の程度が強く，骨片が脊髄や神経を圧迫して下肢の感覚がなくなったり，力が入らなかったりする場合には，手術で圧迫された神経を除圧する操作が必要である．
- 骨粗鬆症の程度が強く，数か月たっても骨癒合が起こらず痛みが改善しない場合には，人工骨や骨セメントを骨折部へ注入し，安定化させる，除痛効果を目的とした治療などが検討される．
- 術後感染や，運動，感覚の確認などを行い，麻痺の兆候がないか注意する．

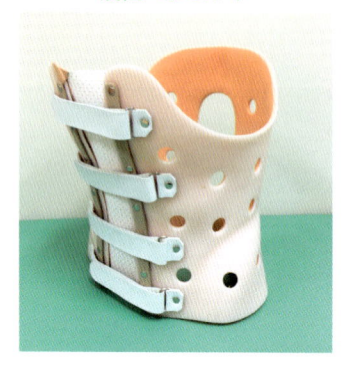

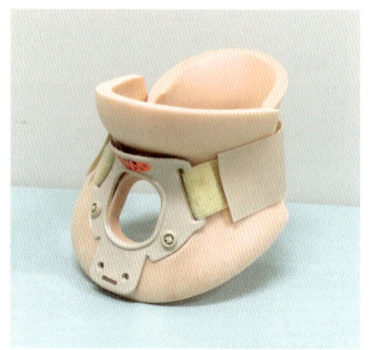

硬性コルセット　　　　　フィラデルフィアカラー

管理のポイント

- 早期に強固な固定をして，活動性を改善させる．
- コルセットやカラーの使用がしっかりされているか確認する．
- 無理な体勢や，骨折部に過剰な負荷を避けるよう指導が必要．

脊髄損傷

- 大きな外傷による脊椎の骨折，脱臼や脊柱管が狭いところに外傷が加わると生じる．
- 脊髄の障害程度で，完全もしくは，不完全型に分けられる．

障害部位

- 運動，知覚はもちろん，自律神経にも障害が及び，排尿，排便，呼吸，血圧調節機能に障害が生じることがある．
- 損傷部位以下では，脳からの運動命令が届かなくなり運動麻痺を生じ，また，脳へ感覚情報を送ることもできなくなり感覚障害を生じる．
- 慢性期になると，動かせないはずの筋肉が痙攣を起こし，痛みや不快感の原因となることがある．

主な検査

- 運動麻痺や知覚障害の範囲や腱反射から，脊髄障害が起こっている部位とその程度を調べる．
- 単純X線：明らかな骨折や脱臼がある場合は，診断可能である．明らかな骨折がなくとも麻痺があれば精査必要．
- MRI：脊髄への圧迫の原因や程度，前方，後方などの圧迫部位，輝度変化から障害程度が推測可能である．
- CT：障害部位の診断と，椎間関節やその周囲の小さな骨折などが判断できる．造影剤の追加により主要血管損傷などの判断が可能である．

脊髄障害の部位と運動麻痺，知覚障害の範囲など

脊髄障害の部位	運動麻痺，知覚障害の範囲など
第3，4頸髄・神経	自発呼吸
第5頸髄・神経	肘の屈曲
第6頸髄・神経	手首の背屈
第7頸髄・神経	肘の伸展
第8頸髄・神経	指の屈曲
第1胸髄・神経	指を開いたり閉じたりする運動
第4胸髄・神経	乳首周辺知覚
第7胸髄・神経	剣状突起知覚
第10胸髄・神経	臍部知覚
第12胸髄・神経	鼠径部知覚

輝度変化（色調変化）

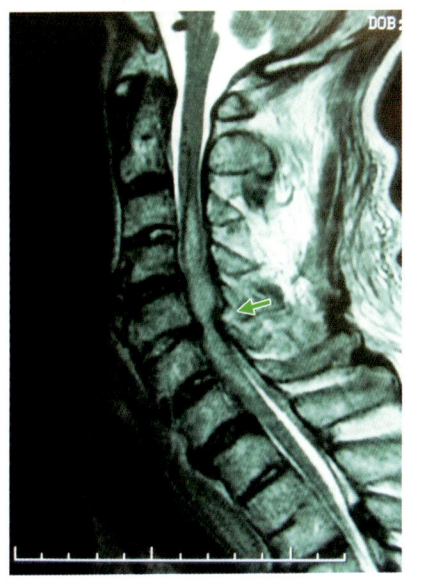

4-7

主な治療

- 脊髄や神経は再生能力が乏しく，完全損傷の場合には修復されにくい．
- 損傷した脊椎が不安定な場合は，体動での損傷や麻痺範囲がさらに広がる危険性がある．
- 損傷部位に応じて，主に後方固定術や前方固定術が行われる．
- 手術の目的は損傷部位を早期に安定化させ，リハビリテーションを早期に開始することである．
- 障害部位が頸椎の場合は，術前後で呼吸障害，低血圧，徐脈などを生じ，集中治療室での管理が必要となる場合がある．

骨折による硬膜損傷を修復　　　関節骨折で，一部スクリューの刺入が不能

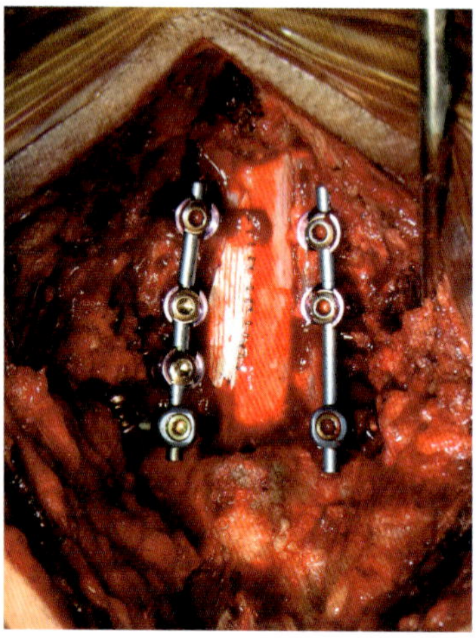

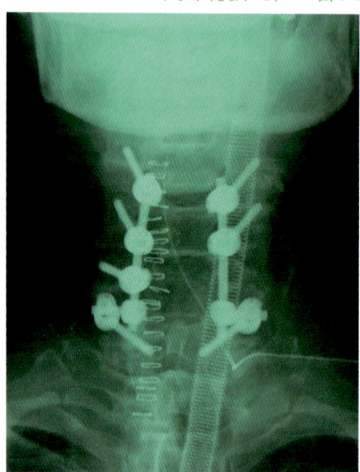

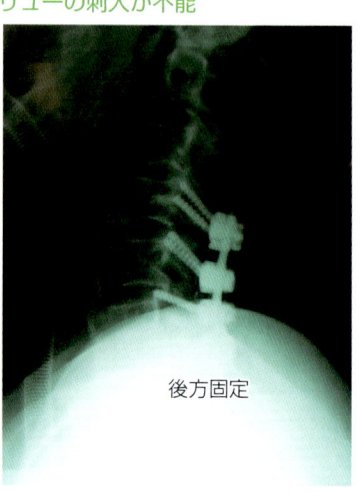

後方固定

管理のポイント

- 損傷直後は脊髄ショックという状態になるが，48〜72時間以内に離脱するといわれ，離脱した時点で不完全麻痺であれば回復の可能性がある．
- 受傷後は，早期の脊椎安定化を図り，なるべく早期にリハビリテーションを行うことが望ましい．
- 長期臥床は，筋萎縮，拘縮，起立性低血圧などを引き起こし，復帰にさらに時間がかかるため，積極的に早期からのリハビリテーションを取り入れるべきである．
- 脊髄損傷という現状を受けとめ，リハビリテーションを継続していくためには，精神的なケアも必要．
- 合併症としては，褥創，尿路感染症，肺炎などがある．
- 感覚脱失と骨突出部位の長時間圧迫は，組織を損傷し，壊死を起こすことがあり，仙骨部の突出，踵，足外果などは注意が必要で，定期的な体位交換が必要．
- 排尿管理として，カテーテル留置もしくは導尿を行うが，菌が尿路に入り，発熱，敗血症の原因となることがある．尿の混濁や発熱がある場合は，速やかに医師の診察が必要である．

骨盤骨折

交通外傷や，墜落外傷などの高エネルギー外傷で受傷することが多い．

障害部位

- 下肢の荷重を支える骨盤輪が破綻する骨盤輪骨折と，股関節の関節内骨折である寛骨臼骨折に大別される．
- 不安定型骨盤輪骨折は，後腹膜出血をきたし出血性ショックの原因となる．
- 寛骨臼骨折は，著しいショック状態になることは少ないが，後に変形性股関節症の原因となり機能障害をきたしうる．

● 骨盤輪骨折

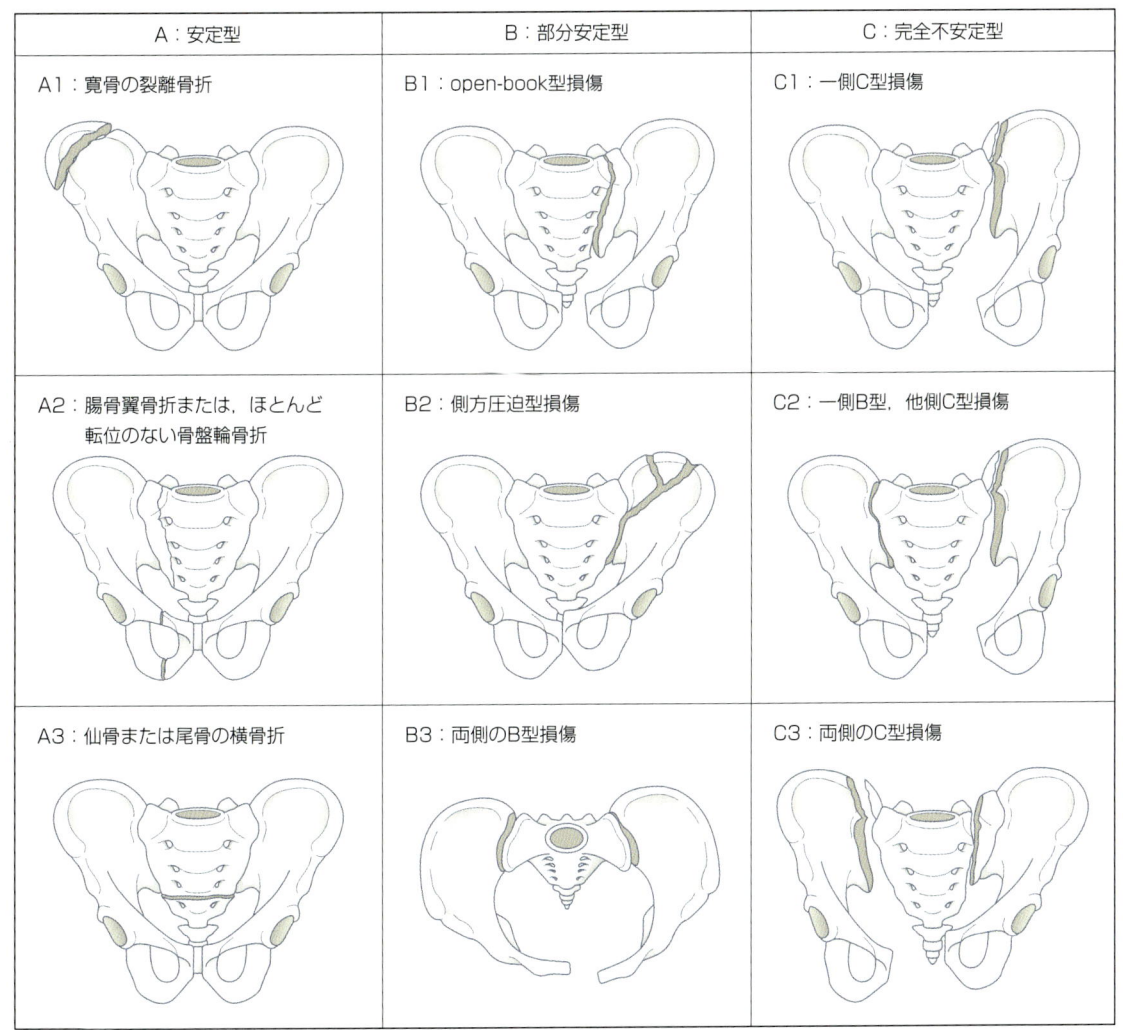

A：安定型	B：部分安定型	C：完全不安定型
A1：寛骨の裂離骨折	B1：open-book型損傷	C1：一側C型損傷
A2：腸骨翼骨折または，ほとんど転位のない骨盤輪骨折	B2：側方圧迫型損傷	C2：一側B型，他側C型損傷
A3：仙骨または尾骨の横骨折	B3：両側のB型損傷	C3：両側のC型損傷

（新藤正輝：骨盤骨折．糸満盛憲，責任編集：最新整形外科学大系　16 骨盤・股関節．中山書店；2006．p.341より）

4-7

●寛骨臼骨折

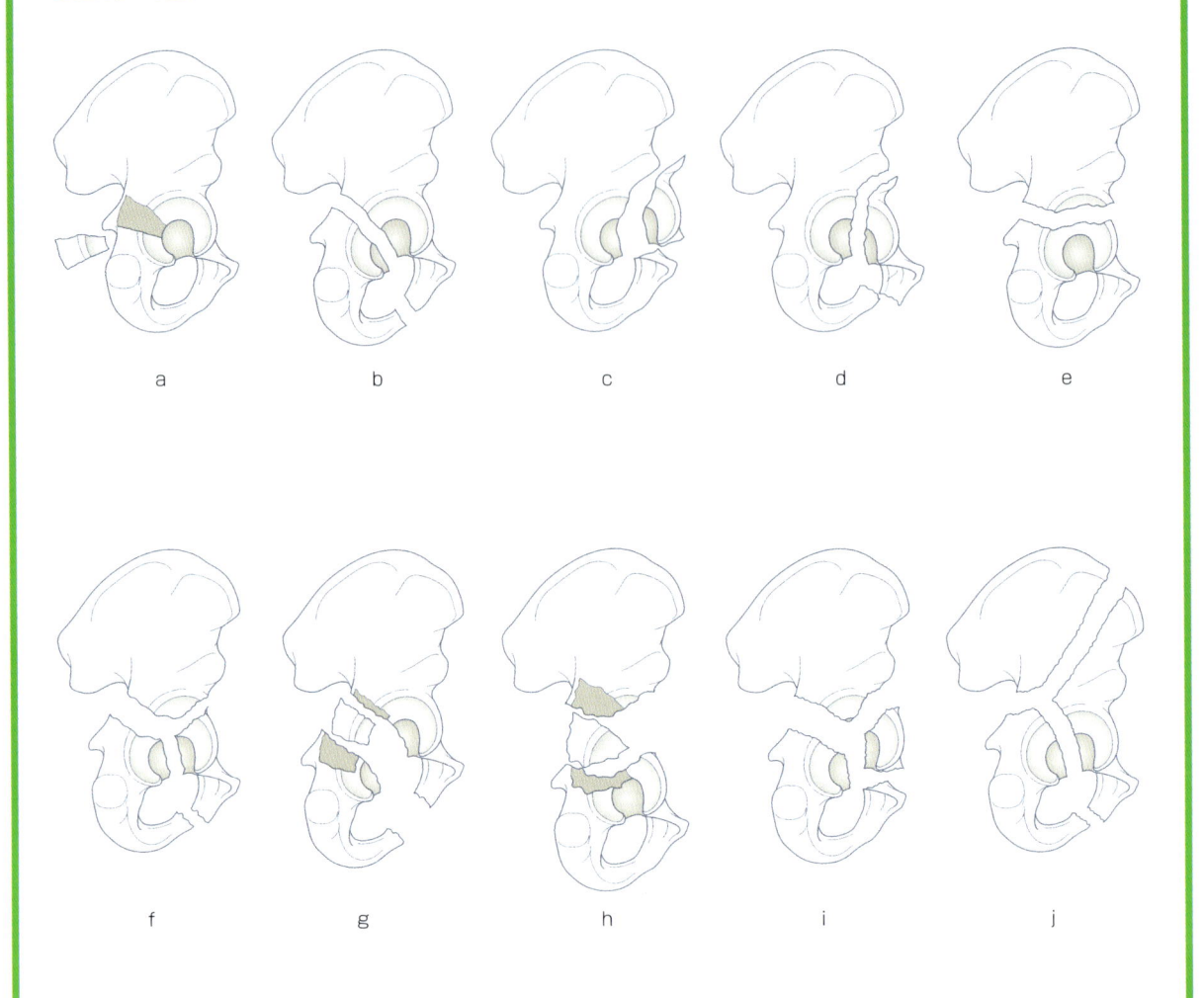

基本骨折．a：後壁骨折，b：後柱骨折，c：前壁骨折，d：前柱骨折，e：横骨折
複合骨折．f：T字状骨折，g：後柱＋後壁骨折，h：横骨折＋後壁骨折，i：前方＋後方半横骨折，j：両柱骨折
（澤口　毅：寛骨臼骨折．糸満盛憲，責任編集：最新整形外科学大系　16 骨盤・股関節．中山書店；2006．p.349より）

●身体症状

- ショック状態で搬送されることが多い．
- バネ状のベルトは，骨盤固定帯の留め金を示す．
- 骨盤不安定，変形，腫脹，骨盤部痛がみられることがある．
- 合併損傷（頭部外傷，胸腹部外傷，尿道損傷，直腸損傷，四肢骨折など）が生じることがある．

主な検査

●骨盤輪骨折（open-book型損傷）

右大腿骨転子部骨折を合併（X線像）

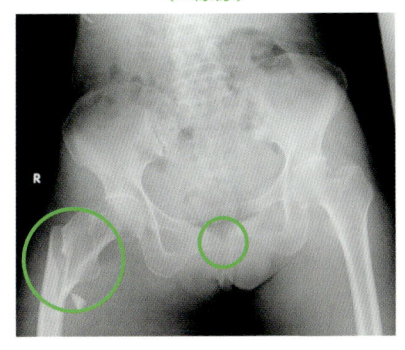

シーツラッピングによる初期固定後（CTスカウト像）

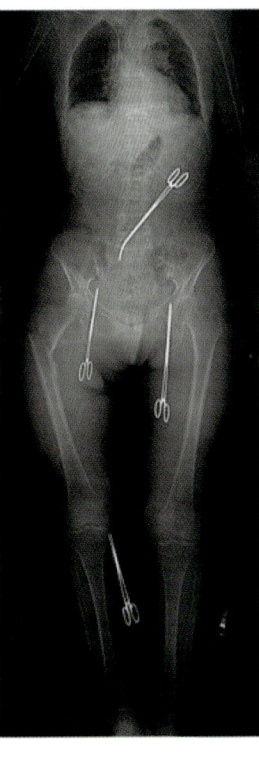

シーツラッピングにより，open-book型損傷は整復（3D-CT像）

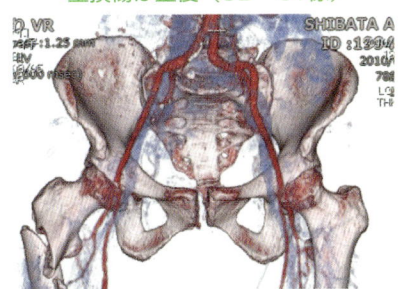

damage control手術後（X線像）

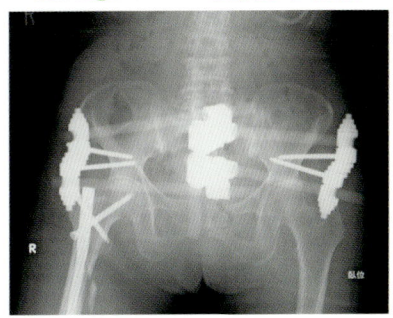

創外固定器と髄内釘による

主な治療

初期治療：バイタルサイン安定化のため，輸液・輸血，シーツラッピング，ペルビックバインダーによる簡易固定，創外固定，経カテーテル動脈塞栓，ガーゼパッキングなどを行う．

●手術療法

- 骨盤輪骨折：創外固定，スクリュー，プレート固定を行う．
- 寛骨臼骨折：スクリュー，プレート固定を行う．
- 後療法：骨折部の安定性により，可動域練習や荷重歩行の開始時期が決定される．創外固定よりプレートやスクリューで固定したほうが固定性は高いため，より早期に荷重歩行が可能である．

4-7

骨盤輪骨折（左：ペルビックバインダーによる簡易固定後，右：プレート固定後）

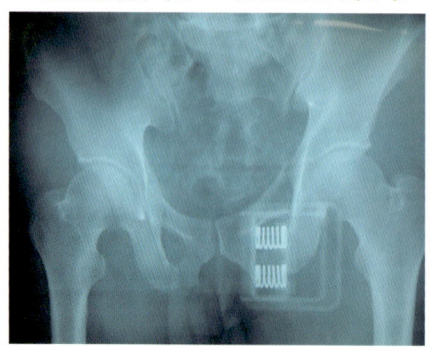

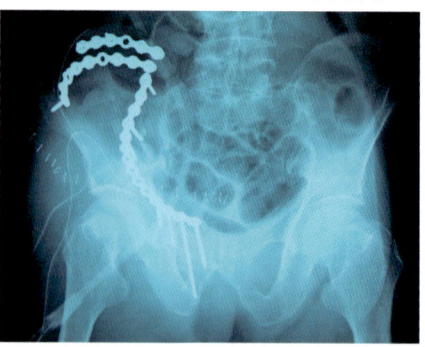

寛骨臼骨折（スクリュー固定）

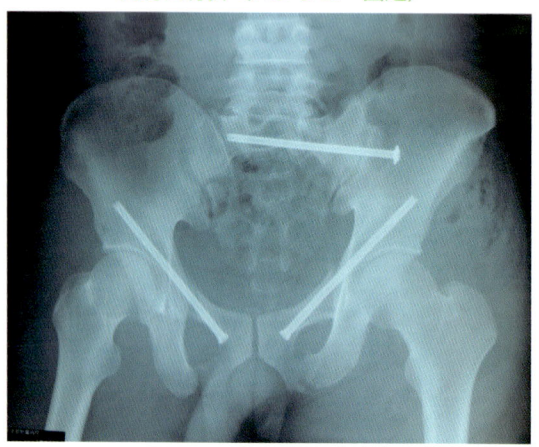

寛骨臼両柱骨折に対し前方からスクリュー固定

管理のポイント

- 観察：内科的合併症のチェックを行う．また，膝関節痛がある場合は可動域，歩行状態，日常生活動作の程度，神経障害がある場合は足関節，足趾の自動運動（特に腓骨神経麻痺に注意），循環障害がある場合は足背動脈の触知，チアノーゼ，爪退色反応，下肢腫脹（特にコンパートメント症候群やギプス障害に注意）を観察する．加えて，感染徴候を見逃さない（創部や熱型のチェック）．
- 受傷後から速やかに行うべき処置（RICE処置）：安静（Rest），冷却（Icing），圧迫（compression），挙上（Elevation）を行う（p.97参照）．
- 排泄：術前は床上排泄方法の説明や練習を行う．術後より離床までは床上排泄や排便コントロール（緩下薬）を行う．車椅子移乗が可能となり次第，膀胱カテーテルを抜去する．
- 清拭，更衣，体位交換：安静度やADLに応じて適宜介助する．
- 入浴：創部の感染徴候がなければシャワー浴から開始する．
- 予防：深部静脈血栓症の予防として，早期離床や積極的な運動，弾性ストッキングの装着，間欠的空気圧迫法の施行をする．下肢の筋力トレーニング，可動域練習，CPM（continuous passive motion）の使用方法を指導する．

資料

関節可動域表示および測定法

日本整形外科学会身体障害委員会，日本リハビリテーション医学会評価基準委員会：
関節可動域表示ならびに測定法（平成7年2月改訂），1995より

A.上肢測定

部位名	運動方向	参考可動域角度	基本軸	移動軸	測定部位および注意点	参考図
肩甲帯 shoulder girdle	屈曲 flexion	20	両側の肩峰を結ぶ線	頭頂と肩峰を結ぶ線		
	伸展 extension	20				
	挙上 elevation	20	両側の肩峰を結ぶ線	肩峰と胸骨上縁を結ぶ線	背面から測定する	
	引き下げ（下制） depression	10				
肩 shoulder （肩甲帯の動きを含む）	屈曲（前方挙上） forward flexion	180	肩峰を通る床への垂直線（立位または座位）	上腕骨	前腕は中間位とする 体幹が動かないように固定する 脊柱が前後屈しないように注意する	
	伸展（後方挙上） backward extension	50				
	外転（側方挙上） abduction	180	肩峰を通る床への垂直線（立位または座位）	上腕骨	体幹の側屈が起こらないように，90°以上になったら前腕を回外することを原則とする →［E.その他の検査法］参照	
	内転 adduction	0				
	外旋 external rotation	60	肘を通る前額面への垂直線	尺骨	上腕を体幹に接して，肘関節を前方90°に屈曲した肢位で行う 前腕は中間位とする →［E.その他の検査法］参照	
	内旋 internal rotation	80				
	水平屈曲 horizontal flexion (adduction)	135	肩峰を通る矢状面への垂直線	上腕骨	肩関節を90°外転位とする	
	水平伸展 horizontal extension (abduction)	30				
肘 elbow	屈曲 flexion	145	上腕骨	橈骨	前腕は回外位とする	
	伸展 extension	5				

部位名	運動方向	参考可動域角度	基本軸	移動軸	測定部位および注意点	参考図
前腕 forearm	回内 pronation	90	上腕骨	手指を伸展した手掌面	肩の回旋が入らないように肘を90°に屈曲する	
	回外 supination	90				
手 wrist	屈曲（掌屈） flexion (palmar flexion)	90	橈骨	第2中手骨	前腕は中間位とする	
	伸展（背屈） extension (dorsiflexion)	70				
	橈屈 radial deviation	25	前腕の中央線	第3中手骨	前腕を回内位で行う	
	尺屈 ulnar deviation	55				

B.手指測定

部位名	運動方向	参考可動域角度	基本軸	移動軸	測定部位および注意点	参考図
母指 thumb	橈側外転 radial abduction	60	示指（橈骨の延長上）	母指	運動は手掌面とする 以下の手指の運動は，原則として手指の背側に角度計をあてる	
	尺側内転 ulnar adduction	0				
	掌側外転 palmar abduction	90			運動は手掌面に直角な面とする	
	掌側内転 palmar adduction	0				
	屈曲（MCP） flexion	60	第1中手骨	第1基節骨		
	伸展（MCP） extension	10				
	屈曲（IP） flexion	80	第1基節骨	第1末節骨		
	伸展（IP） extension	10				

部位名	運動方向	参考可動域角度	基本軸	移動軸	測定部位および注意点	参考図
指 fingers	屈曲（MCP）flexion	90	第2～5中手骨	第2～5基節骨	→［E.その他の検査法］参照	
	伸展（MCP）extension	45				
	屈曲（PIP）flexion	100	第2～5基節骨	第2～5中節骨		
	伸展（PIP）extension	0				
	屈曲（DIP）flexion	80	第2～5中節骨	第2～5末節骨		
	伸展（DIP）extension	0			DIPは10°の過伸展をとりうる	
	外転 abduction		第3中手骨延長線	第2, 4, 5指軸	中指の運動は橈側外転，尺側外転とする →［E.その他の検査法］参照	
	内転 adduction					

C.下肢測定

部位名	運動方向	参考可動域角度	基本軸	移動軸	測定部位および注意点	参考図
股 hip	屈曲 flexion	125	体幹と平行な線	大腿骨（大転子と大腿骨外顆の中心を結ぶ線）	骨盤と脊柱を十分に固定する 屈曲は背臥位，膝屈曲位で行う 伸展は腹臥位，膝伸展位で行う	
	伸展 extension	15				
	外転 abduction	45	両側の上前腸骨棘を結ぶ線への垂直線	大腿中央線（上前腸骨棘より膝蓋骨中心を結ぶ線）	背臥位で骨盤を固定する 下肢は外旋しないようにする 内転の場合は，反対側の下肢を屈曲挙上してその下を通して内転させる	
	内転 adduction	20				
	外旋 external rotation	45	膝蓋骨より下ろした垂直線	下腿中央線（膝蓋骨中心より足関節内外果中央を結ぶ線）	背臥位で，股関節と膝関節を90°屈曲位にして行う 骨盤の代償を少なくする	
	内旋 internal rotation	45				

部位名	運動方向	参考可動域角度	基本軸	移動軸	測定部位および注意点	参考図
膝 knee	屈曲 flexion	130	大腿骨	腓骨（腓骨頭と外果を結ぶ線）	屈曲は股関節を屈曲位で行う	
	伸展 extension	0				
足 ankle	屈曲（底屈） flexion (plantar flexion)	45	腓骨への垂直線	第5中足骨	膝関節を屈曲位で行う	
	伸展（背屈） extension (dorsiflexion)	20				
足部 foot	外がえし eversion	20	下腿軸への垂直線	足底面	膝関節を屈曲位で行う	
	内がえし inversion	30				
	外転 abduction	10	第1，第2中足骨の間の中央線	同左	足底で足の外縁または内縁で行うこともある	
	内転 adduction	20				
母指（趾） great toe	屈曲（MTP） flexion	35	第1中足骨	第1基節骨		
	伸展（MTP） extension	60				
	屈曲（IP） flexion	60	第1基節骨	第1末節骨		
	伸展（IP） extension	0				
足指 toes	屈曲（MTP） flexion	35	第2〜5中足骨	第2〜5基節骨		
	伸展（MTP） extension	40				
	屈曲（PIP） flexion	35	第2〜5基節骨	第2〜5中節骨		
	伸展（PIP） extension	0				
	屈曲（DIP） flexion	50	第2〜5中節骨	第2〜5末節骨		
	伸展（DIP） extension	0				

D.体幹測定

部位名	運動方向		参考可動域角度	基本軸	移動軸	測定部位および注意点	参考図
頸部 cervical spines	屈曲（前屈）flexion		60	肩峰を通る床への垂直線	外耳孔と頭頂を結ぶ線	頭部体幹の側面で行う 原則として腰かけ座位とする	
	伸展（後屈）extension		50				
	回旋 rotation	左回旋	60	両側の肩峰を結ぶ線への垂直線	鼻梁と後頭結節を結ぶ線	腰かけ座位で行う	
		右回旋	60				
	側屈 lateral bending	左側屈	50	第7頸椎棘突起と第1仙椎の棘突起を結ぶ線	頭頂と第7頸椎棘突起を結ぶ線	体幹の背面で行う 腰かけ座位とする	
		右側屈	50				
胸腰部 thoracic and lumbar spines	屈曲（前屈）flexion		45	仙骨後面	第1胸椎棘突起と第5腰椎棘突起を結ぶ線	体幹側面より行う 立位，腰かけ座位または側臥位で行う 股関節の運動が入らないように行う →［E.その他の検査法］参照	
	伸展（後屈）extension		30				
	回旋 rotation	左回旋	40	両側の後上腸骨棘を結ぶ線	両側の肩峰を結ぶ線	座位で骨盤を固定して行う	
		右回旋	40				
	側屈 lateral bending	左側屈	50	ヤコビー（Jacoby）線の中点にたてた垂直線	第1胸椎棘突起と第5腰椎棘突起を結ぶ線	体幹の背面で行う 腰かけ座位または立位で行う	
		右側屈	50				

E.その他の検査法

部位名	運動方向	参考可動域角度	基本軸	移動軸	測定部位および注意点	参考図
肩 shoulder (肩甲骨の動きを含む)	外旋 external rotation	90	肘を通る前額面への垂直線	尺骨	前腕は中間位とする 肩関節は90°外転し，かつ肘関節は90°屈曲した肢位で行う	
	内旋 internal rotation	70				
	内転 adduction	75	肩峰を通る床への垂直線	上腕骨	20°または45°肩関節屈曲位で行う 立位で行う	
母指 thumb	対立 opposition	母指先端と小指基部（または先端）との距離（cm）で表示する				
指 fingers	外転 abduction		第3中手骨延長線	第2, 4, 5指軸	中指先端と2, 4, 5指先端との距離（cm）で表示する	
	内転 adduction					
	屈曲 flexion				指尖と近位手掌皮線（proximal palmar crease）または遠位手掌皮線(distal palmar crease)との距離（cm）で表示する	
胸腰部 thoracic and lumbar spines	屈曲 flexion				最大屈曲は，指先と床との間の距離（cm）で表示する	

F.顎関節計測

顎関節 temporomandibular joint	●開口位で上顎の正中線で上歯と下歯の先端との間の距離（cm）で表示する ●左右偏位（lateral deviation）は上顎の正中線を軸として下歯列の動きの距離を左右ともcmで表示する ●参考値は上下第1切歯列対向縁線間の距離5.0cm，左右偏位は1.0cmである

索引

【記号・数字・欧文】

Ⅰ型コラーゲンC-テロペプチド	46
Ⅰ型コラーゲンC-テロペプチド	47
Ⅰ型コラーゲンN-プロペプチド	47
Ⅰ型コラーゲン架橋C-テロペプチド	46
Ⅰ型コラーゲン架橋N-テロペプチド	46
2-part骨折	56
2PD	83
2ステップテスト	35
3D-CT	42
3-part骨折	56
4-part骨折	56
ADLテスト	36
anterior band	59
AP	31
Apley test	98
arm span	30
Bankart損傷	59
BAP	47
Barthel index	36
CM関節	9
CPMによる運動	88
CT	42
CTX	46
damage control手術	96, 129
DEXA	47
DIP関節	9, 10, 80
DPD	46
FNST	119
Hill-Sachs損傷	59
ICTP	46
IGHL	59
IP関節	9, 10
Kellgren-Lawrence分類	93
Lachman test	103
LFN	86
McMurray test	98
MCV	51
MMT	33
MP関節	9, 10
MRI	43
MUP	52
NCV	51
NTX	46
OC	47
open-book型損傷	129
P1CP	47
P1NP	47
PIP関節	9, 10
―部の神経断裂	82
posterior sagging徴候	103
RICE処置	97
ROM	32
ROMT	32
SCV	51
SFN	86
SHS	86
SLRT	119
SMD	30
SWT	83
T1強調像	43
T2強調像	43
Thompsonテスト	111
Tinel様徴候	53
TMD	30
TRACP-5b	46
ucOC	47
X線	40

【あ】

アキレス腱断裂	110
悪性軟部腫瘍	53
足の骨折	107

【い】

異所性骨化	72
一軸性	12

【う】

ウイルス性髄膜炎	49
烏口鎖骨靱帯	60
烏口突起骨折	62
臼状関節	9
運動器症候群	34
運動作用	3
運動軸	12
運動神経伝導速度	51
運動単位電位	52
運動ニューロン	22
運動の基本面	13
運動麻痺	125

【え】

遠位指節間関節	9, 10
遠位橈尺関節	75
炎症	41, 45

【お】

黄色靱帯	11
横足根関節	10
横紋筋	16
オステオカルシン	47

【か】

外旋	15
外側楔状骨	6
外側広筋	20
外側側副靱帯	10
外側側副靱帯損傷	69
外側半月	7
外側半月板	10
外反母趾	112
解剖頸骨折	56
下関節上腕靱帯	59
かぎ爪指変形	73
下肢骨	2
下肢長	30
下肢の皮神経	28
下肢麻痺	119
下垂手	26
画像検査	40
下腿骨骨折	105
下腿三頭筋	21
下腿周径	31
肩関節	8, 12, 13
―の骨折	56
―の脱臼	59
滑液	7
滑液包炎	112
滑膜	7
可動性の関節	7
化膿性膝関節炎	48
果部骨折	107
カルシウムイオン貯蔵作用	3
感覚神経伝導速度	51
感覚ニューロン	22
ガングリオン	73
寛骨	4, 6
寛骨臼骨折	127
環指伸筋腱断裂	80
関節	7
関節運動	13
関節液検査	48
関節窩	7
関節窩骨折	62
関節可動域	32
関節可動域測定法	132
関節可動域テスト	32
関節可動域表示	132
関節腔	7, 41
関節唇	41
関節造影	41
関節頭	7
関節内靱帯	7
関節軟骨	7
関節半月	7
関節包	7
関節リウマチ	66
関節裂隙	40, 92

【き】

輝度変化	122, 125
球関節	12
胸骨	2, 4
胸鎖関節	8
胸神経	22
胸椎	6
棘間靱帯	11
棘上靱帯	11
棘突起	11
距骨	6
距骨下関節	10
距骨骨折	108
距腿関節	10, 12
近位指節間関節	9, 10, 80
近位橈尺関節	75
筋電図検査	51
筋肉	16

索引

【く】
屈筋腱断裂	80
鞍関節	12

【け】
頸胸椎後方固定術	123
脛骨開放粉砕骨折	105
脛骨天蓋骨折	107
脛骨腓骨骨幹部骨折	105
脛骨プラトー骨折	95
頸神経	22,24
頸椎	6
頸椎症性脊髄症	116
頸椎椎間板ヘルニア	114
頸部骨折	62
外科頸骨折	56
結核性髄膜炎	49
月状骨	6
肩甲胸郭関節	8
肩甲棘骨折	62
肩甲関節窩骨折	62
肩甲骨骨折	62
肩甲上腕関節	8
肩鎖関節	8
検体検査	46
肩峰下関節	8
肩峰骨折	62

【こ】
後十字靱帯	10
後十字靱帯損傷	102
後縦靱帯	11
高信号	43
硬性コルセット	124
後方除圧固定術	117
股関節	9,12,14
股関節内転筋	20
骨塩定量検査	47
骨格	2
骨格筋	16
骨型アルカリフォスファターゼ	47
骨型酒石酸抵抗性酸フォスファターゼ	46
骨幹	5
骨吸収マーカー	46
骨棘形成	92
骨形成マーカー	47
骨硬化像	41,92
骨腫瘍	41,87
骨神経麻痺	86
骨シンチグラフィ	42
骨髄炎	41
骨折	40
骨代謝マーカー	46
骨端	5
骨端軟骨板	5
骨頭外反型骨折	58
骨軟部腫瘍	53
骨盤	6
骨盤骨折	127

骨盤輪骨折	127
骨膜反応	41
コラーゲン	46
コンパートメント症候群	108

【さ】
細菌性髄膜炎	49
坐骨	6
鎖骨外側端骨折	60
鎖骨骨折	60
鎖骨中央部骨折	60
鎖骨内側端骨折	61
猿手	26
三角筋	18
三角骨	6

【し】
シーツラッピング	129
色調変化	125
指骨	4,6
示指外転再建術	74
支持作用	3
四肢長	30
指節間関節	9,10,12
指端距離	30
膝蓋骨	5
膝蓋骨骨折	95
膝蓋骨粉砕骨折	96
膝関節	12,15
尺側手根屈筋	18
尺側手根伸筋	18
車軸関節	12
尺骨	75
尺骨鉤状突起骨折	69
尺骨骨幹部骨折	75
尺骨神経麻痺	26
周径	31
舟状骨	6
舟状骨骨折	78
手関節	14
—の骨折	78
手根間関節	9
手根骨	4,6
—の骨折	78
手根中央関節	9
手根中手関節	9,12
手指腱断裂	80
種子骨	5
腫瘍	41,45
小結節骨折	56
踵骨	6
踵骨骨折	107
上肢骨	2
小指深指屈筋腱断裂	81
上肢長	30
上肢の皮神経	26
上橈尺関節	8
上橈尺関節	12
小腰筋	19
小菱形骨	6

上腕骨	4
上腕骨遠位端関節内粉砕骨折	69
上腕骨近位端3-part骨折	64
上腕骨近位端4-part骨折	64
上腕骨近位端骨折	56,64,66
上腕骨外科頸骨折	57
上腕骨骨幹部骨折	67
上腕骨大結節骨折	57
上腕骨通顆骨折	69
上腕三頭筋	18
上腕周径	31
上腕長	30
上腕二頭筋	18
ショパール関節	10
伸筋腱断裂	80
針筋電図	51
神経移植	83
神経根造影	119
神経叢	22
神経伝導検査	51
神経伝導速度	51
神経縫合	83
神経麻痺	26
神経根	22
人工肩関節全置換術	66
人工股関節置換術	89
人工股関節の脱臼	91
人工骨頭置換術	64,89
人工膝関節置換術	92
深指屈筋	19
靱帯	7
身体計測	30
靱帯損傷	102
深部静脈血栓症予防	91

【す】
水平面	13
ストレス撮影	70

【せ】
生検	53
生体検査	51
正中神経断裂	82
正中神経麻痺	26
脊髄	22
脊髄障害	125
脊髄神経	22,24
脊髄神経叢	25
脊髄造影	41,114,116
脊髄損傷	125
脊柱	6
脊柱管拡大術	117
脊柱管内	11
脊椎骨折	121
脊椎脊髄疾患	44
脊椎脱臼	121
切開生検	53
線維性のバンド	73
線維膜	7
前額面	13

索引

前脛骨筋	21
仙骨	6
仙骨神経	22
仙骨神経叢	27
浅指屈筋	19
前十字靱帯	10
前十字靱帯損傷	98,102
前縦靱帯	11
前方固定術	115
前方除圧固定術	117
前腕	14
―の骨折	75
前腕周径	31
前腕長	30

【そ】
造血作用	3
総指伸筋	19
総指伸筋腱断裂	80
足関節	15
―の骨折	107
足関節両果骨折	107
足根中足関節	10
足趾	21
側副靱帯損傷	102
足根骨	4,6
足根中指関節	12

【た】
第2肩関節	8
大結節骨折	56
大腿骨	4,87
大腿骨遠位部骨折	95
大腿骨遠位部粉砕骨折	96
大腿骨近位部骨折	84
大腿骨頸部骨折	84,89
大腿骨骨幹部骨折	87
大腿骨骨頭骨折	84
大腿骨骨肉腫	41
大腿骨転子下骨折	84
大腿骨転子部骨折	84
大腿骨頭壊死	89,90
大腿骨頭靱帯	9
大腿四頭筋	20
大腿周径	31
大腿直筋	20
大腿二頭筋	20
大殿筋	19
大内転筋	20
体部骨折	62
大腰筋	19
大菱形骨	6
楕円関節	12
胼胝	112
多軸性	12
立ち上がりテスト	34
多発肋骨骨折	123
短骨	4
端坐位練習	88
短趾伸筋	21

短橈側手根伸筋	18
短内転筋	20
短腓骨筋	21
断裂	98

【ち】
知覚再教育	83
知覚障害	125
恥骨	6
中間楔状骨	6
中間広筋	20
肘関節	8,14
―周辺の骨折・脱臼	68
中手骨	4,6
中手指節関節	9
中足指節関節	10
中殿筋	20
肘頭骨折	70
肘部管症候群	73
超音波	45
長骨	4
腸骨	6
腸骨筋	19
長趾伸筋	21
長橈側手根伸筋	18
長内転筋	20
蝶番関節	12
長腓骨筋	21
長母趾伸筋	21
腸腰筋	19

【つ】
椎間関節	11
椎間孔拡大術	115
椎間板	11
椎間板造影	119
椎間板ヘルニア	41
椎骨	2,5,6,11
椎体	11

【て】
低カルボキシル化オステオカルシン	47
低信号	43
デオキシピリジノリン	46

【と】
頭蓋骨	2,4
橈骨	75
橈骨遠位端骨折	78
橈骨幹部骨折	76
橈骨手根関節	9,12
橈骨神経麻痺	26
橈骨頭骨折	69
橈骨頭前方脱臼	75
豆状骨	6
等信号	43
橈側手根屈筋	18
橈側手根伸筋	18
動態撮影	41
透亮像	41

徒手筋力テスト	33

【な】
内旋	15
内側楔状骨	6
内側広筋	20
内側側副靱帯損傷	69
内側半月	7
内側半月板	10
内側副靱帯	10
内反変形	92
ナイロン針糸	83
軟部肉腫	53

【に】
二軸性	12
二重エネルギーX線吸収測定	47
日常生活動作テスト	36

【の】
脳脊髄液検査	49

【は】
バーテル指数	36
バケツ柄状断裂	99
バニオン	112
ハムストリングス	20
半月板損傷	98
半腱様筋	20
反復性肩関節脱臼	59
半膜様筋	20

【ひ】
尾骨	6
尾骨神経	22
膝関節	10
―の骨折	95
皮枝	25
皮神経	25
腓腹筋	21,110
皮膚分節	23
表面筋電図	51
ヒラメ筋	21,110

【ふ】
フィラデルフィアカラー	124
フォルクマン拘縮	71
不規則骨	5
不動性の関節	7

【へ】
平面関節	12
ヘッドレススクリュー	79
ペルビックバインダー	130
変形性肩関節症	66
変形性股関節症	89,90
変形性膝関節症	48
変形性肘関節症	73
変性	40
扁平骨	4

【ほ】
膀胱直腸障害 —— 119
ホーマン体操 —— 113
補強靱帯 —— 7
保護作用 —— 3
母趾MTP関節内側 —— 112
母指陳旧性神経断裂 —— 82

【ま】
末期変形性肩関節症 —— 66
末梢神経損傷 —— 82

【み】
ミオトニー電位 —— 52

【も】
モンテジア脱臼骨折 —— 75

【や】
矢状面 —— 13

【ゆ】
有鈎骨 —— 6
有頭骨 —— 6

【よ】
腰神経 —— 22
腰神経叢 —— 27
腰椎 —— 6
腰椎椎間板ヘルニア —— 119

【り】
リスフラン関節 —— 10
立方骨 —— 6
リモデリング —— 2,46

　
両前腕骨骨幹部骨折 —— 76
両前腕骨骨折 —— 75
リング型創外固定器 —— 109

【ろ】
ロコモ —— 34
ロコモ25 —— 35
ロコモティブシンドローム —— 34
ロコモ度テスト —— 34
ロッキング —— 98

【わ】
鷲手 —— 26
腕尺関節 —— 8,12
腕神経叢 —— 25
腕橈関節 —— 8

141

中山書店の出版物に関する情報は，小社サポートページを御覧ください．
http://www.nakayamashoten.co.jp/bookss/define/support/support.html

---

フィジカルアセスメント 徹底ガイド
整形外科

2014年10月15日　初版第1刷発行ⓒ　　　（検印省略）

編　集	島田　洋一　高橋　仁美
発行者	平田　直
発行所	株式会社 中山書店

〒113-8666 東京都文京区白山1-25-14
TEL 03-3813-1100（代表）　振替00130-5-196565
http://www.nakayamashoten.co.jp/

装丁・デザイン	VOX
DTP・印刷・製本	株式会社 公栄社
イラスト	日本グラフィックス

Published by Nakayama Shoten Co.,Ltd.　Printed in Japan
ISBN 978-4-521-73993-9

落丁・乱丁の場合はお取り替え致します

本書の複製権・上映権・譲渡権・公衆送信権（送信可能化権を含む）
は株式会社中山書店が保有します．

JCOPY 〈(社) 出版者著作権管理機構委託出版物〉
本書の無断複写は著作権法上での例外を除き禁じられています．複写される場合は，そのつど事前に，(社) 出版者著作権管理機構（電話03-3513-6969, FAX03-3513-6979, e-mail:info@jcopy.or.jp）の許諾を得てください．

本書をスキャン・デジタルデータ化するなどの複製を無許諾で行う行為は，著作権法上での限られた例外（「私的使用のための複製」など）を除き著作権法違反となります．なお，大学・病院・企業などにおいて，内部的に業務上使用する目的で上記の行為を行うことは，私的使用には該当せず違法です．また私的使用のためであっても，代行業者等の第三者に依頼して使用する本人以外の者が上記の行為を行うことは違法です．

記憶に残りやすい語呂とイラストで,筋の作用が面白く覚えられる!

ゴロから覚える 筋肉&神経

こんなゴロなら覚えられる!!
- さすが(3,4,5)!横隔膜呼吸
- じゃんけん,パーはハイ(8,1)リスク
- 回外(回外筋)でキー,ロック(6)

などなど

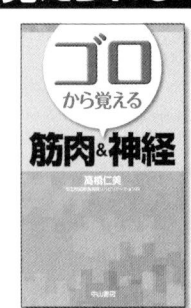

著●高橋仁美(市立秋田総合病院リハビリテーション科)

記憶に残りやすいゴロとイラストで,筋の作用を面白く覚えられるよう工夫.臨床で有用な筋肉・神経の知識も「MEMO」に盛り込まれ,機能解剖学の入門書としても活用できる1冊.

新書判／並製／96頁／定価(本体1,600円＋税)
ISBN978-4-521-73700-3

臨床理学療法の手引き【カード＋ミニブック】として活用できる!

PTお助けポケットガイド48

著●高橋仁美(市立秋田総合病院リハビリテーション科)

臨床理学療法で重要な48項目を掲載.思い出せなかったり,自信がもてなかったりするときに,さっと取り出して確認できる.ミシン目を切り離せば,「カード」として,残った部分は「ミニブック」としても活用でき,書き込みも可能.また,目的別索引から使用目的が一目でわかる.

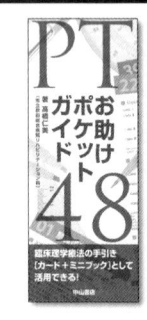

縦175ミリ×横70ミリ／48頁／定価(本体2,200円＋税)
ISBN978-4-521-73538-2

4年ぶりの全面改訂! DVD付

動画でわかる呼吸リハビリテーション 第3版

編集●高橋仁美(市立秋田総合病院リハビリテーション科)
　　　宮川哲夫(昭和大学大学院保健医療学研究科呼吸ケア領域)
　　　塩谷隆信(秋田大学大学院医学系研究科保健学専攻理学療法学講座)

改訂にあたりGOLDのガイドラインを踏まえた最新のエビデンスを反映させたほか,「急性期の呼吸リハ」「喀痰吸引」など4項目を新規に追加.最新の知見が満載のコラムも充実.

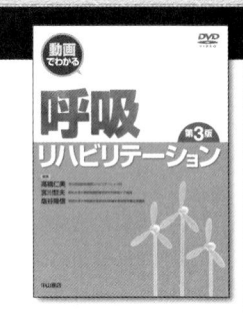

B5変型判／並製／312頁
DVD(約60分の動画収録)
定価(本体3,200円＋税)
ISBN978-4-521-73672-3

COPDなど呼吸器疾患をかかえる患者の摂食機能障害にアプローチ!

呼吸からみた摂食機能障害

編集●太田清人(合同会社gene・訪問看護ステーション仁)

B5判／並製／144頁／定価(本体2,800円＋税)
ISBN978-4-521-73537-5

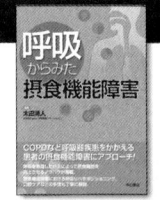

中山書店　〒113-8666　東京都文京区白山1-25-14　TEL 03-3813-1100　FAX 03-3816-1015
http://www.nakayamashoten.co.jp/

4年ぶりの全面改訂で，ブラッシュアップ！
がん放射線療法ケアガイド 新訂版

ISBN978-4-521-73766-9

編集●**久米恵江**（北里大学病院）
　　　祖父江由紀子（東邦大学医療センター大森病院）
　　　土器屋卓志（元埼玉医科大学国際医療センター）
　　　濱口恵子（がん研究会有明病院）

B5変型判／2色刷／288頁／定価（本体3,000円＋税）

ここが新しい！
- 照射部位別・総線量ごとに生じる有害事象と，そのアセスメント，看護ケアなどを示した「ケアマップ」を新たに掲載！
- サバイバーシップ，オンコロジーエマージェンシーなど最新の情報を盛り込み，8割以上を刷新．
- 2012年度の診療報酬改定も反映．

Contents
- 1章　がん放射線療法の看護
- 2章　がん放射線療法の理解
- 3章　チームで行うがん放射線療法
- 4章　患者のセルフケア支援
- 5章　おもな有害事象とケア
- 6章　照射部位に応じたケア
- 7章　さまざまながん放射線療法
- 8章　心理・社会的サポート

安全・確実・安楽に治療を継続するために！
がん化学療法ケアガイド 改訂版

治療開始前からはじめる
アセスメントとセルフケア支援

●編集
濱口恵子（がん研究会有明病院）　**本山清美**（静岡県立静岡がんセンター）

B5変型判／並製／320頁／定価（本体3,000円＋税）　ISBN978-4-521-73453-8

がん患者が抱えるさまざま痛みの原因を読み解き，苦痛を和らげる
がん疼痛ケアガイド

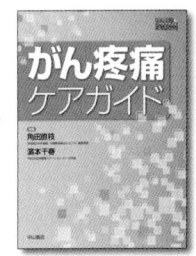

●編集
角田直枝
（茨木県立中央病院・茨城地域がんセンター）

濱本千春
（YMCA訪問看護ステーション・ピース）

B5変型判／並製／240頁／定価（本体3,000円＋税）　ISBN978-4-4521-73493-4

新時代のがん看護に必要な知識とケアのコツを1冊の集約！
がん化学療法看護ポケットナビ

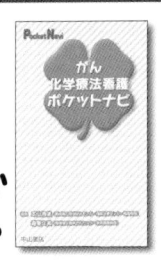

●編集
本山清美，遠藤久美（静岡県立静岡がんセンター）

新書判／2色刷／340頁／定価（本体2,400円＋税）　ISBN978-4-521-73387-6

がんリハは，周術期だけじゃない！
緩和ケアが主体となる時期の
がんのリハビリテーション

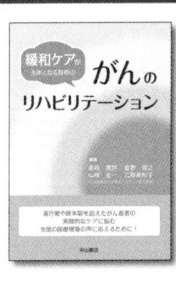

●編集
島﨑寛将，倉都滋之，山﨑圭一，江藤美和子
（ベルランド総合病院）

B5判／並製／288頁／定価（本体3,800円＋税）　ISBN978-4-521-73717-1

中山書店　〒113-8666　東京都文京区白山1-25-14　TEL 03-3813-1100　FAX 03-3816-1015
http://www.nakayamashoten.co.jp/

ケアにつながるアセスメント技術を身につける！
フィジカルアセスメント徹底ガイド シリーズ

フィジカルアセスメントのなかでも重要度が高い「循環」「呼吸」を取り上げ，アセスメントに必要な知識とその技術を写真・イラストで解説．図解により患者の呼吸器・循環器にどんな異常が生じているのか，治療によってどのように変化したのかをイメージできるようになる一冊．

オールカラー

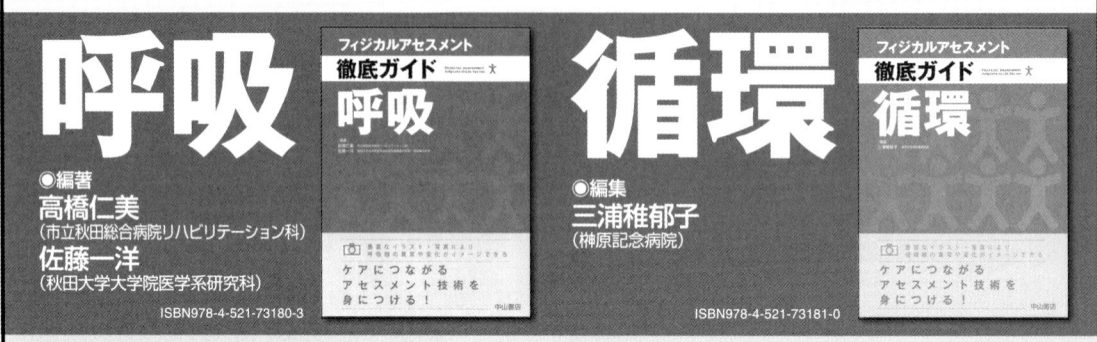

呼吸
●編著
高橋仁美（市立秋田総合病院リハビリテーション科）
佐藤一洋（秋田大学大学院医学系研究科）
ISBN978-4-521-73180-3
B5変型判／並製／160頁／定価（本体2,850円+税）

循環
●編集
三浦稚郁子（榊原記念病院）
ISBN978-4-521-73181-0
B5変型判／並製／150頁／定価（本体2,850円+税）

CONTENTS

【呼吸】
本書を読む前に～フィジカルアセスメントを理解する

第1章 呼吸器の解剖と生理
- 1-1 体表解剖（肺葉の位置）
- 1-2 肺区域と肺葉気管支
- 1-3 呼吸器のしくみと働き
- 1-4 ガスの交換と運搬

第2章 フィジカルイグザミネーションの実際
- 2-1 視診
- 2-2 触診
- 2-3 打診
- 2-4 聴診

第3章 フィジカルアセスメントに必要な検査
- 3-1 画像検査（X線）
- 3-2 呼吸機能の評価
- 3-3 血液ガス分析

第4章 代表疾患のフィジカルアセスメント
- 4-1 慢性閉塞性肺疾患（COPD）
- 4-2 気管支喘息
- 4-3 肺結核後遺症
- 4-4 間質性肺炎
- 4-5 びまん性汎細気管支炎
- 4-6 気管支拡張症
- 4-7 急性呼吸促迫症候群（ARDS）
- 4-8 胸水貯留
- 4-9 肺炎
- 4-10 無気肺

【循環】
本書を読む前に～フィジカルアセスメントを理解する

第1章 循環機能とは
- 1-1 心臓
- 1-2 血管
- 1-3 循環のしくみ

第2章 フィジカルイグザミネーションの実際
- 2-1 視診
- 2-2 触診
- 2-3 聴診

第3章 フィジカルアセスメントに必要な検査
- 3-1 心電図
- 3-2 胸部X線
- 3-3 心エコー
- 3-4 心筋血流シンチグラフィ
- 3-5 冠動脈造影検査
- 3-6 肺動脈カテーテル検査

第4章 代表疾患のフィジカルアセスメント
- 4-1 狭心症
- 4-2 心筋梗塞
- 4-3 心室中隔穿孔
- 4-4 心原性ショック
- 4-5 心膜炎
- 4-6 感染性心内膜炎
- 4-7 心筋炎
- 4-8 心筋症
- 4-9 三尖弁閉鎖不全症
- 4-10 僧帽弁狭窄症・閉鎖不全症
- 4-11 大動脈弁狭窄症・閉鎖不全症
- 4-12 急性左心不全
- 4-13 右心不全
- 4-14 大動脈症候群（高安病）
- 4-15 真性大動脈瘤
- 4-16 急性大動脈解離
- 4-17 高血圧性心疾患

中山書店 〒113-8666 東京都文京区白山1-25-14 TEL 03-3813-1100 FAX 03-3816-1015
http://www.nakayamashoten.co.jp/